Anita Heßmann-Kosaris

Trennkost
nach der
Blutgruppendiät

Der beste Weg zum
Wunschgewicht

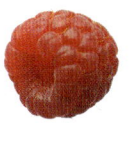

Mosaik

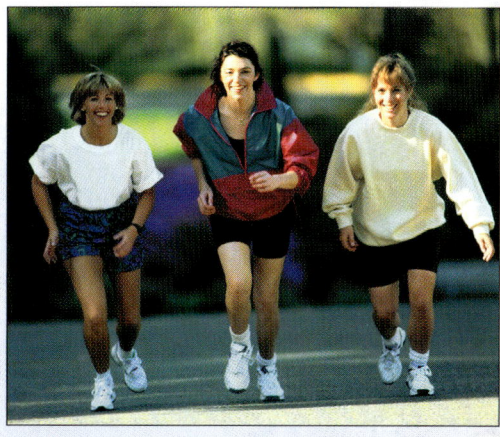

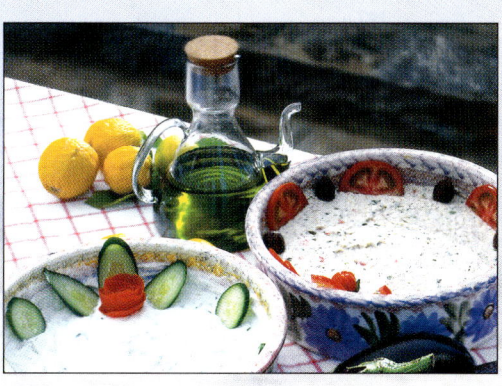

4

TRENNKOST NACH DER BLUTGRUPPEN-DIÄT

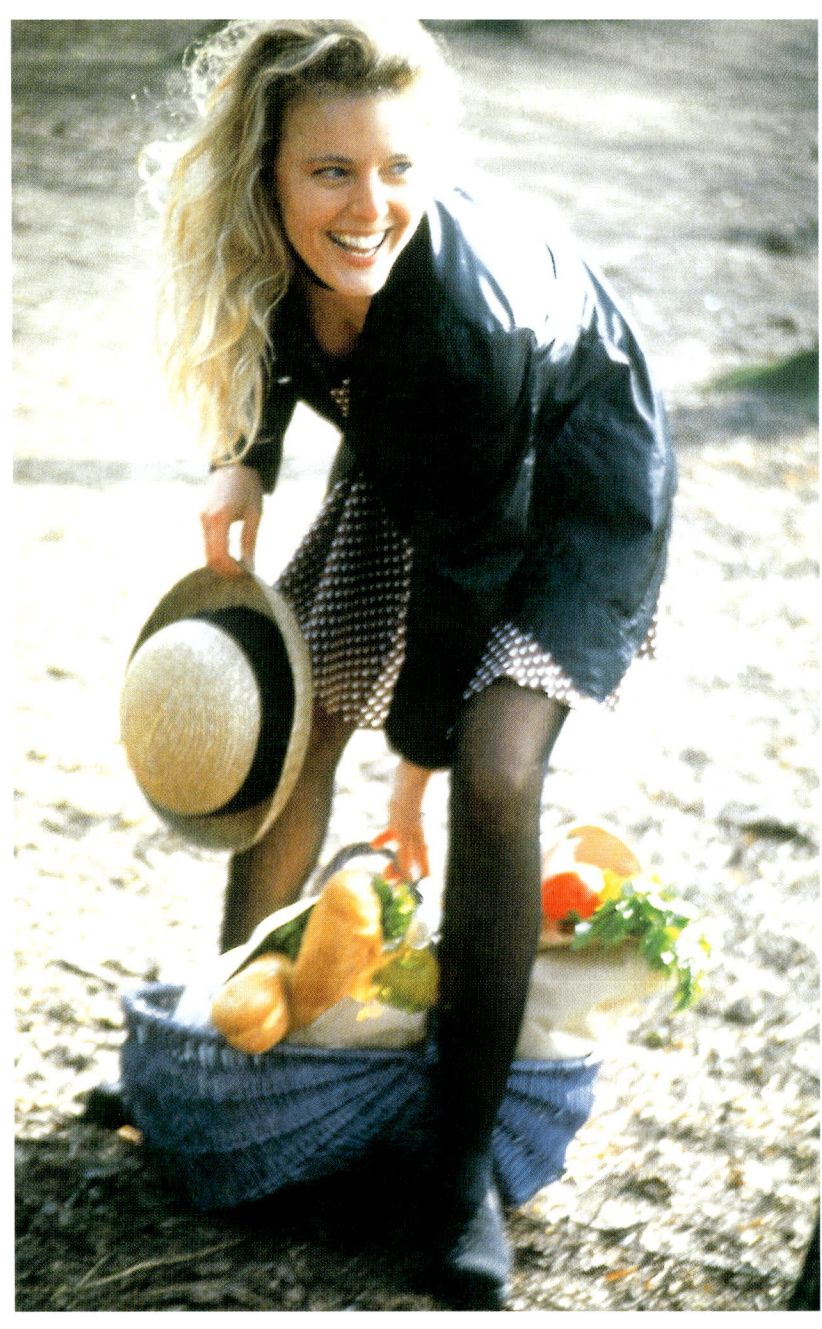

Optimieren durch Kombinieren

Sie haben keine Lust auf Fasten oder Kalorienzählen? Und schon alle möglichen Diäten ohne Erfolg ausprobiert? Dann sollten Sie sich diese Super-Kombidiät einmal genauer ansehen! Hierbei handelt es sich nämlich nicht um eine dieser vermeintlichen Wunderkuren, mit der Sie blitzschnell Ihre Fettpölsterchen verlieren, um sie danach im Nu wieder anzusammeln. Es ist vielmehr eine Alltagskost, die lecker schmeckt und mit der man satt wird, ohne kürzer treten zu müssen. Doch das Beste daran: Sie hält uns gesund und bringt uns auf lange Sicht in Topform. »Trennkost nach der Blutgruppen-Diät« – das ist die optimale Kombination, die neueste Erkenntnisse zweier populärer Erfolgsprogramme in sich vereint und somit ganz auf unsere individuellen Ernährungsbedürfnisse abgestimmt ist. Dass bei dieser völlig neuen Kostform die eigene Blutgruppe den Ton angibt, kommt nicht von ungefähr …

Übergewichtige profitieren allemal von der Trennkost nach der Blutgruppen-Diät

Aus zwei mach eins

Wer sich bereits mit der Blutgruppen-Diät angefreundet und Erfahrungen mit der Trennkost gesammelt hat, weiß, dass es bei beiden Ernährungsstrategien darum geht, Nahrungsmittel gezielt auszuwählen und zusammenzustellen. Denn nur mit der richtigen

Kombination von Kohlenhydraten und Eiweißen, von Ballaststoffen, Vitaminen und Mineralien sowie Fetten und Alkohol kommt unsere Verdauung bestens klar. Und dem Organismus fällt es insgesamt leichter, uns fit und leistungsfähig zu halten.

Bei der modernen Trennkost, die auf den langjährigen Erfahrungen des US-Mediziners Dr. Howard Hay aufbaut, versucht man das mit folgendem Prinzip zu erreichen: indem man kohlenhydratreiche und eiweißreiche Nahrungsmittel nicht in ein und derselben Mahlzeit verzehrt. Nach dieser eingängigen Maxime ernähren sich bereits Millionen von Menschen.

Die Kombination von Trennkost und Blutgruppen-Diät verstärkt die positiven Effekte

Auch bei der Blutgruppen-Diät gibt es diese grundsätzliche Empfehlung. Doch das vom amerikanischen Naturheilarzt Dr. Peter D'Adamo vor wenigen Jahren ausgetüftelte Ernährungskonzept geht noch viel weiter. Es beschränkt sich nämlich nicht darauf, die unterschiedliche Reaktion auf eine bestimmte Ernährungsweise durch die Charakteristika der einzelnen Lebensmittel zu erklären. Die Blutgruppen-Diät berücksichtigt vielmehr unsere ureigene »biochemische Individualität«, die Art und Weise also, wie der Körper aufgrund der genetischen Eigenschaften die Nahrung verwertet. Und da gibt es, wie US-Mediziner unlängst herausgefunden haben, je nach Bluttyp gewaltige Unterschiede.

Die Blutgruppe ist wesentlich bedeutsamer, als gemeinhin angenommen wird. Denn sie enthält, so erklärt es Dr. D'Adamo, »die genetische Botschaft der Ernährungs- und Verhaltensweisen unserer Vorfahren. Viele ihrer Merkmale beeinflussen uns noch heute.«

Noch besser: Trennkost nach der Blutgruppen-Diät

Sich nach der ausgefeilten Blutgruppen-Diät zu ernähren und dabei die entscheidenden Pluspunkte der allseits beliebten Trennkost im Auge zu behalten ist nicht nur ein effektiver Weg, ein paar überflüssige Pölsterchen an den kritischen Stellen auf Dauer loszuwerden. Auch diejenigen von uns, die gesundheitlich angeschlagen sind, sich häufig grundlos müde, lustlos und abgespannt fühlen, sind mit der Trennkost nach der Blutgruppen-Diät gut beraten.

Von der richtigen biochemischen Zusammensetzung der Nahrung profitieren nicht zuletzt viele Allergiker, denn mit einer derart gezielten Ernährung sind immunologische Überreaktionen kaum zu befürchten.

Dass es funktioniert, mit der Trennkost nach der Blutgruppen-Diät gesund, vital und schlank zu werden, hat die Praxis längst gezeigt. Selbst überzeugte Trennköstler sind inzwischen dazu übergegangen, beide Konzepte so unter einen Hut zu bringen, dass sie mit dieser neuen Form der Ernährung im Alltag bestens über die Runden kommen.

Die Vorgehensweise ist denkbar einfach: Man kombiniert die Speisen nach den Prinzipien der modernen Trennkost, richtet sein Augenmerk aber dabei auf jene Nahrungsmittel, die nach den Erkenntnissen der Blutgruppen-Forscher für Menschen des jeweiligen Bluttyps »naturgemäß« besonders zuträglich sind.

Werfen Sie einmal einen Blick auf die Nahrungsmittelübersicht für alle Blutgruppen (Seite 39–55). Sie werden feststellen, dass die Auswahl an Nahrungsmitteln reichlich ist. Und im Rezeptteil sehen Sie, dass sich damit viele köstliche Gerichte für nahezu jeden Geschmack kreieren lassen.

Die Blutgruppen-Trennkost ist alles andere als genussfeindlich. Sie ist leicht umzusetzen, es gibt keine Defizite in der Nährstoffversorgung und auch keinen Leistungsknick nach dem Essen. Ganz nebenbei steuert man ohne zu hungern langsam, aber sicher auf sein Wohlfühlgewicht zu.

Wer sich ein höheres Ziel gesteckt hat und den unliebsamen Pfunden rascher zu Leibe rücken möchte, erreicht dies, indem er das Auswahlprinzip im Auge behält, sich aber einfach etwas kleinere Portionen auf den Teller lädt.

Kalorien brauchen Sie bei der Blutgruppen-Trennkost nicht zu zählen

Das Konzept der klassischen Trennkost

Im Jahre 1907 veröffentlichte Dr. Hay erstmals sein Konzept zur Trennkost

Als der amerikanische Arzt William Howard Hay (er lebte von 1866 bis 1940) Anfang des vorigen Jahrhunderts die (später erst hierzulande als Trennkost bezeichnete) Ernährungsstrategie entwickelte, propagierte er, eiweiß- und kohlenhydratreiche Lebensmittel nicht in ein und derselben Mahlzeit, sondern zeitlich getrennt voneinander zu verzehren.

Dr. Hay ging davon aus, dass der Körper Eiweiß- und Kohlenhydratprodukte nicht gut in einem Rutsch verdauen kann, da die Nährstoffe an verschiedenen Stationen in Magen und Darm aufgespalten und verarbeitet werden. Kohlenhydrate brauchen zur Vorverdauung Basen, die der Speichel beim Kauen bereits im Mund beisteuert. Eiweiß benötigt hingegen Säuren, die erst im Magen produziert werden. Wenn sich die chemischen Vorgänge gegenseitig behindern, so Hays nahe liegender Schluss, kommt es zu einer verzögerten Verdauung und Vergärung der Kohlenhydrate, wobei auch giftige Schlacken gebildet würden.

Was zu viel Säuren anrichten

Das Trennen von eiweiß- und kohlenhydratreicher Kost entlastet die Verdauungsorgane und beugt Stoffwechselstörungen vor

Hay war überzeugt davon, dass zu große Mengen von konzentriertem Eiweiß und konzentrierten Kohlenhydraten als Säurebildner unweigerlich zur Übersäuerung des Organismus führen. Und so die Entstehung von Übergewicht und anderen »Zivilisationskrankheiten« wie hohen Blutdruck, Herz-Kreislauf-Erkrankungen, Rheuma, Gicht, gestörten Fettstoffwechsel oder Zuckerkrankheit begünstigen.

Der Mediziner beklagte, dass seine Zeitgenossen dem Körper mehr Kalorien einverleibten als nötig. Die übliche Kost sei zu fett- und zu eiweißreich, sie enthalte zu viel tierische und zu wenig pflanzliche Produkte wie Gemüse, Obst und Salat.

Doch genau diese pflanzlichen Nahrungsmittel brauche der Mensch in ausreichender Menge, da sie als »Basenbildner« in der

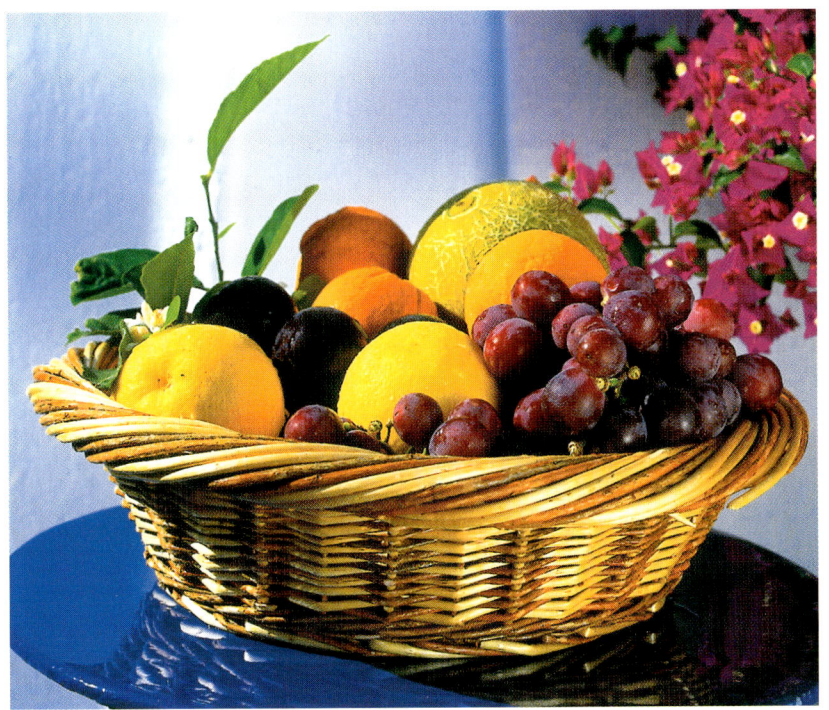

Lage seien, die überschüssigen Säuren im Körper auf natürliche Weise zu eliminieren.

Zu den klassischen Säurebildnern gehören fast alle eiweißreichen, aber auch einige kohlenhydratreiche Nahrungsmittel wie Zucker, Mehl und Mehlprodukte.

Basenbildner sollen den Ausgleich schaffen

Hay teilt die Nahrungsmittel danach ein, ob sie selbst mehrheitlich Eiweiße oder Kohlenhydrate enthalten. Ob sie der einen oder der anderen Gruppe zuzuordnen sind, hängt allerdings nicht allein von diesem Faktor ab. Eine Rolle spielt außerdem, in welcher Form die Nährstoffe vorliegen und welche Stoffwechselprodukte (Säuren oder Basen) in welcher Menge im Körper anfallen.

Anfang des 20. Jh. wurden Krankheitssymptome häufig einer Übersäuerung des Körpers zugeschrieben

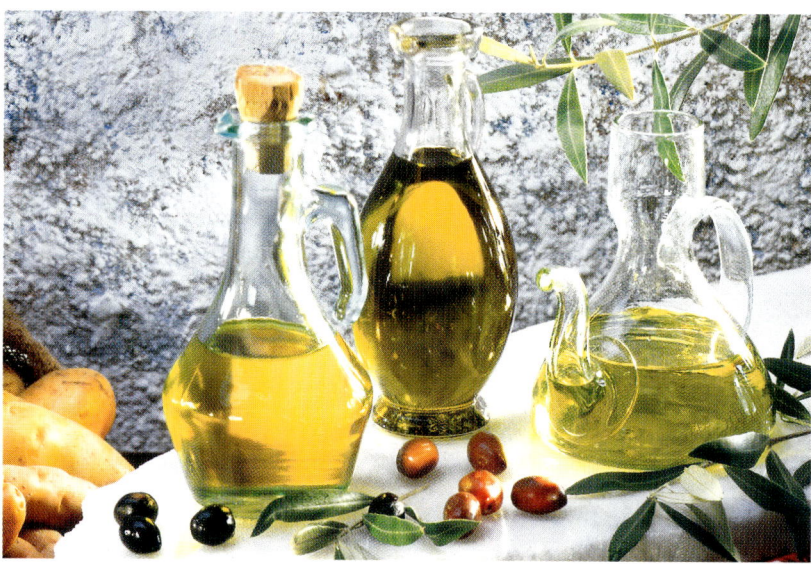

Beispiel für die Hay'schen Speisenproportionen: 100 g Fisch mit 400 g Gemüse oder 100 g Nudeln mit 400 g Gemüse

Um den Säure-Basen-Haushalt im Gleichgewicht zu halten, sollten laut Hay 80 Prozent der Nahrung aus überwiegend rohen Basenbildnern wie Gemüse, Salate und Obst bestehen und nur 20 Prozent aus Säurebildnern wie Fleisch oder Getreide. Grundsätzlich sollte man naturbelassenen Lebensmitteln den Vorzug geben und Fertigprodukte, Konserven sowie andere industriell verarbeitete Nahrungsmittel und -zubereitungen vom Speiseplan streichen.

Manche Nahrungsmittel verhalten sich »neutral«

Da sich einige Nahrungsmittel so weit neutral verhalten, dass sie den kohlenhydrat- und eiweißreichen Kandidaten bei der Verdauung zumindest nicht in die Quere kommen, dürfen diese zusammen mit den Vertretern der einen oder anderen Kategorie verzehrt werden. Das betrifft vor allem viele Gemüse und Salate.
Als neutral gelten aber auch Butter, Öl, Sahne und Lebensmittel, die ziemlich viel Fett enthalten wie Nüsse (außer Erdnüsse) und Samen, Avocados oder Oliven.

Ordnung muss sein

Damit die Verdauungsvorgänge »geordnet« ablaufen, schlug Hay diese Reihenfolge der Mahlzeiten vor: Morgens sollten Basen, mittags Eiweiße und abends Kohlenhydrate die Speisekarte bestimmen. Neutrale Lebensmittel wie Obst oder Gemüse werden möglichst vor den Mahlzeiten und am besten roh verzehrt. Zwischen den Mahlzeiten liegt nach Möglichkeit ein Abstand von drei bis vier Stunden.

Hays Konzept überzeugt auch deutsche Ärzte

Mit dieser Ernährungsweise soll Dr. Hay nicht nur sich selbst von einem sehr schweren Nierenleiden kuriert, sondern viele seiner durch »Zivilisationskost geschädigte« Patienten erfolgreich behandelt haben.

Auch andere Ärzte berichteten in den darauf folgenden Jahren von positiven Erfahrungen mit dem neuen Ernährungsprogramm. In den fünfziger Jahren veröffentlichte der Homberger Arzt Dr. Heinrich Ludwig Walb das Buch »Die Hay'sche Trenn-Kost«, das seine Frau, Ilse Walb, ins Deutsche übersetzt und darin erstmals den Begriff »Trenn-Kost« verwendet hat. Seither ernähren sich mehr und mehr Menschen nach den Prinzipien der Trennkost – wobei es sich zumeist um eine mehr oder weniger modifizierte Form des ursprünglichen Konzepts handelt. Aber dazu kommen wir noch.

Dr. Ludwig Walb hat das Hay'sche Ernährungskonzept in Deutschland und Europa bekannt gemacht

Kritiker hadern mit der Urfassung

In der Fachwelt stößt die klassische Trennkost keineswegs auf einhellige Zustimmung. Doch das ist nichts Ungewöhnliches. Wie so viele der Fährten, die Wissenschaftler Anfang des vorigen Jahrhunderts aufgrund der bestehenden Erkenntnisse eingeschlagen haben, führten einige in die falsche Richtung oder stehen heute heftig unter Beschuss.

Davon betroffen ist vor allem Hays Vorstellung von der Übersäuerung des Körpers, die aus Sicht der Kritiker längst überholt ist: Der Organismus verfüge schließlich über zahlreiche Mechanismen, die für ein ausgewogenes Säure-Basen-Gleichgewicht sorgen. Giftige Substanzen werden über Niere, Darm, Haut und Lunge ausgeschieden. Zu einer Übersäuerung könne es zwar durch Fasten oder bestimmte Stoffwechselkrankheiten durchaus kommen. Dabei sei die Übersäuerung aber die Folge der Erkrankung und nicht deren Ursache.

Einen Überschuss an Säuren kann der Organismus normalerweise ausgleichen

Dem halten nicht nur die Verfechter der klassischen Trennkost entgegen, dass bei einem permanenten Überangebot an Säuren selbst der gesündeste Organismus irgendwann schlapp macht. Ständige Müdigkeit, nachlassende Aufmerksamkeit, Kopfschmerzen und Muskelverspannungen können beispielsweise erste Anzeichen einer Übersäuerung sein. Wer davon betroffen ist, sollte mit Basen bildenden Lebensmitteln den gesunden Ausgleich schaffen.

Was nebenbei gesagt auch all jenen anzuraten ist, die häufig unter Sodbrennen leiden. Wenn die Magensäure in die Speiseröhre zurückfließt, kann das Gewebe nämlich regelrecht verätzen. Auch moderne Präventions- und Ernährungsmediziner empfehlen in solch einem Fall, vorbeugend vermehrt Basen bildende Nahrungsmittel zu verzehren.

Etliche von Dr. Hays Thesen werden von modernen Wissenschaftlern als längst überholt eingestuft

Ebenso bezweifeln einige Fachleute, dass es überhaupt etwas bringt, eiweiß- und kohlenhydratreiche Kost nicht zusammen zu einer Mahlzeit zu essen. Ihr Argument: Die Verdauung von Kohlenhydraten beginnt zwar im Mund, die von Eiweißen im Magen – doch die Hauptarbeit erfolge letztlich im Dünndarm, wo mit Hilfe von Verdauungssäften und verschiedenen Enzymen die Nahrungsbestandteile, also auch Eiweiße, Kohlenhydrate und Fette, verdaut werden.

Allein schon die Einteilung der Nahrungsmittel löst bei dem einen oder anderen Kopfschütteln aus. Bestes Beispiel ist der Käse. Bei

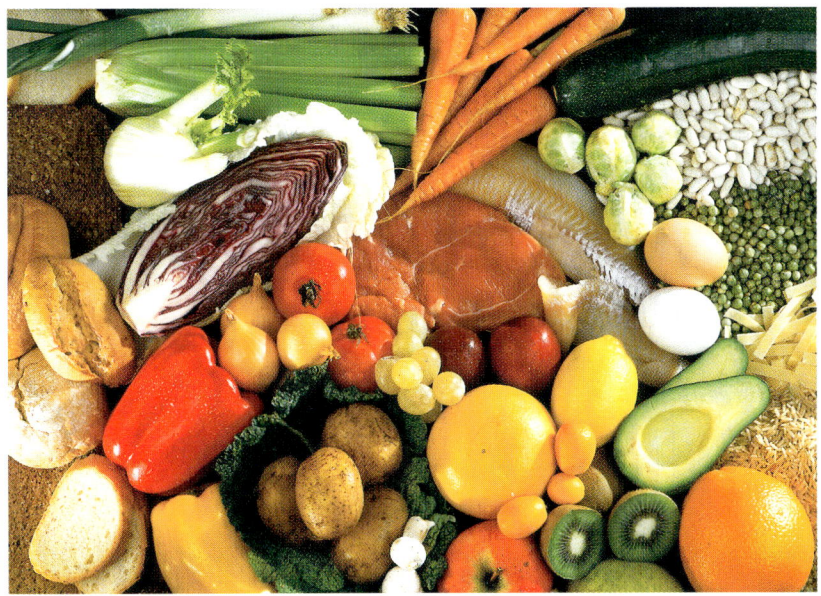

Hay ist fetter Käse neutral, magere Sorten gehören bei ihm in die Eiweißgruppe – obwohl in beiden Käsesorten eine ordentliche Portion Eiweiß steckt. Obst- und Gemüsesorten landen nicht automatisch in ein und derselben Gruppe. Saure Äpfel stehen bei den eiweißreichen, süße dagegen bei den kohlenhydratreichen Nahrungsmitteln. Davon abgesehen gibt es nicht wenige Nahrungsmittel, die Eiweiß und Kohlenhydrate in ausgewogener Zusammensetzung enthalten, wie etwa die Milch.

Heute wissen wir mehr

Die altbekannte Forderung, dass Rohkost stets dem gekochten Gemüse vorzuziehen sei, da andernfalls viele Vitamine und Mineralien verloren gehen, wird durch neuere Studien nahezu ausgehebelt. Mit Hilfe modernster Hightechmethoden lässt sich heute zeigen, dass das menschliche Verdauungssystem aus gegartem Gemüse oft mehr wertvolle Nährstoffe aufnehmen kann als aus rohem. Das gilt besonders für Karotten, Kohlgemüse und Tomaten. Erst jüngst hat ein europäisches Forscherteam nachgewiesen, dass beispielsweise aus weich gekochten Karotten fünfmal so viel Karotinoide absorbiert werden als aus dem rohen Wurzelgemüse. Auch zahlreiche andere Gemüse geben in gegartem Zustand buchstäblich mehr her. Durch das Kochen werden die dickwandigen Pflanzenzellen aufgeweicht und wichtige Wirkstoffe besser freigesetzt.

Dennoch: Trennköstler ziehen eine positive Bilanz

Trotz mancher Schwachpunkte, die Kritiker dem Hay'schen Konzept und auch einigen Nachfolgemodellen ankreiden, steht unter dem Strich ein recht positives Ergebnis. Allein schon die Umstellung von einer gewohnheitsmäßig eher unausgewogenen Kost auf eine ballaststoffreiche und fettarme Ernährung, bei der reichlich frisches Obst und Gemüse auf den Tisch kommt, ist zweifellos für viele Menschen ein erheblicher Gewinn.

Etliche Ärzte und Heilpraktiker sind bereits seit langem von dem Programm überzeugt. So etwa der Internist Dr. med. Thomas M. Heintze, der als Klinikchef in Homberg/Ohm seit 1988 zahlreichen Patienten zur Trennkost rät. »Gerade bei chronischen Krankheiten aufgrund falscher Ernährung«, so Dr. Heintze, »ist eine ursächliche Therapie die gesunde Ernährung. Und Trennkost ist eine Form gesunder Ernährung!«

Auch die moderne Trennkost zielt darauf ab, den Organismus zu entlasten und ernährungsabhängigen Krankheiten vorzubeugen

Moderne Varianten und neue Ansätze

Inzwischen gibt es eine ganze Reihe Varianten der klassischen Trennkost, die mehr oder weniger stark an die neueren Erkenntnisse der Ernährungswissenschaft angepasst sind. Einige haben Hays kompliziertes Trennungsmuster vereinfacht, andere stellten völlig neue Spielregeln auf.

➤ Bei der »**Gemäßigten Trennkost nach Dr. Walb**« werden basenreiche Lebensmittel bevorzugt; sie ist überwiegend vegetarisch orientiert, der Fettanteil ist besonders niedrig.

➤ Bei einer als »**Neue Trennkost**« bezeichneten Variante steht tierisches Eiweiß in jedweder Form ganz hintenan. Ob Eigelb, Vollfettkäse, Milch oder Quark – sie werden nicht mit Kohlenhydraten kombiniert. Der hohe Anteil an Frischkost, Gemüse, Obst und Kartoffeln sowie Getreide soll zu 80 Prozent eine basenüberschüssige Ernährung sichern. Zwischenmahlzeiten, auch Obst, sind übrigens bei dieser Spielart der Trennkost nicht erlaubt.

➤ Bei der »**Balance-Trennkost**« werden zwar ebenfalls tierisches Eiweiß und Kohlenhydrate nicht innerhalb einer Mahlzeit gegessen, zusätzlich aber gibt es Klassen mit Basen bildenden, Säure bildenden und sauren Gruppen. Denn diese Trennkost zielt darauf ab, den Säure-Basen-Haushalt und auf diesem Weg das Körpergewicht wieder ins Lot zu bringen.

➤ Bei der »**Modifizierten Trennkost**« von Dr. Martin Noelke (Schwiegersohn der deutschen Trennkost-Pioniere Ilse und Dr. Ludwig Walb) verzehrt man zwar nach wie vor überwiegend kohlenhydrat- und eiweißreiche Speisen getrennt. Doch es werden weder Kalorien gezählt, noch die (weitgehend naturbelassenen) Nahrungsmittel nach ihren Säure und Basen bildenden Effekten eingeteilt. Die vereinfachte Trennungsregel sieht so aus: Zur Kohlenhydratgruppe gehören Brot, Getreide, Reis, Nudeln und Kartoffeln, zur Eiweißgruppe Fleisch, Fisch und Eier. Aber: Milchprodukte fallen unter die neutrale Rubrik, lediglich magere Käsesorten mit maximal 55 Prozent Fett i. Tr. werden in die Eiweißkategorie gestellt. Weitere neutrale Lebensmittel sind hier Gemüse, Salate, Rohkost und Fette.

Die unliebsamen Fettpölsterchen sollen bei Dr. Noelkes Ernährungsmodell verschwinden, weil man zusätzlich bei der Auswahl der kohlenhydrathaltigen Nahrung ihren Einfluss auf den Blutzuckerwert berücksichtigt. Denn für den Hessischen Landarzt ist das Zusammenspiel zwischen Insulinsekretion, Blutzu-

Bei der »Modifizierten Trennkost« wird der Insulinspiegel niedrig gehalten, um die Neubildung von Fettgewebe zu verhindern

Montignacs
Methode basiert
auf dem glykä-
mischen Index:
Je stärker ein
Lebensmittel
den Blutzucker
erhöht, desto
schlechter ist es
für den Körper

ckerspiegel (Glukosespiegel) und Fettgewebsbildung der Dreh- und Angelpunkt bei der Gewichtsregulation. Das blutzuckersenkende Hormon Insulin gilt dabei als »die Schlüsselsubstanz für die Bildung von Fettgewebe«. Solange eine Gewichtsreduktion angestrebt wird, sind bei seiner Trennkost alle sichtbare Fette und Zucker tabu.

➤ Auch bei der »**Montignac-Methode**« spielt der Blutzuckerwert die zentrale Rolle. Der Franzose Michel Montignac, der diese Art von Trennkost entwickelt hat, teilt die Kohlenhydrate in die Kategorien gut und schlecht ein. »Schlechte Kohlenhydrate« führen aufgrund ihrer Zusammensetzung zu einem Anstieg des Blutzuckerspiegels; dazu gehören beispielsweise alle Formen von weißem Zucker sowie industriell verarbeitete Kohlenhydrate wie Weißmehl oder Weißmehlzubereitungen, Weißreis, aber auch die Kartoffeln. »Gute Kohlenhydrate« sind demzufolge solche, die nur einen geringen Anstieg von Glukose im Blut bewirken. Vollgetreide, einige Hülsenfrüchte wie Linsen und Trockenbohnen sowie ballaststoffreiche Lebensmittel wie Lauch/Porree, Kohl, Salate und grüne Bohnen fallen unter diese Kategorie.

Auch bei den Fetten kommt es auf die Auswahl an, die sich nach der positiven Wirkung auf den Cholesterinspiegel richtet. Proteine tierischen und pflanzlichen Ursprungs sind nach Montignac für den Organismus unverzichtbar und machen nicht dick.

Doch in einem ganz wesentlichen Punkt unterscheidet sich dieses Konzept von den anderen Neuschöpfungen. Kohlenhydrate und Eiweiße dürfen nämlich in einer Mahlzeit vorkommen – vorausgesetzt, man hält sich an das grundlegende Prinzip dieser Trennkost: nur solche Nahrungsmittel für eine Mahlzeit zusammenzustellen, die die Insulinreaktion auf ein Mindestmaß beschränken.

➤ Ein jüngst als »**Trennkost-Diät**« vorgestelltes Modell berücksichtigt ebenfalls, wie es heißt, neueste wissenschaftliche Erkenntnisse. Die Nahrungsmittel werden dabei zwar weiterhin in neutrale, kohlenhydrat- und eiweißreiche eingeteilt. Der Grund dafür ist aber nicht mehr, dass sie im Verbund schlecht verdaulich sein könnten und somit gefährliche Schlacken bilden, wovon Dr. Hay ja seinerzeit ausging. Sinn und Zweck der Trennung ist vielmehr, wie der Hamburger Ernährungswissenschaftler Klaus Heitkamp erklärt, die beiden Grundnährstoffe optimal miteinander zu kombinieren. Tierische Produkte gehören bei der »Trennkost-Diät« ausnahmslos zur Eiweißgruppe. Unkompliziert ist auch der Umgang mit Früchten und Gemüsen: Sie sind ganz einfach immer neutral und können zwischendurch oder als alleinige Mahlzeit gegessen werden. Selbst Alkoholisches ist in maßvoller Dosis erlaubt. Das gilt ebenfalls für alle fetten, süßen, salzigen Nahrungsmittel sowie für Gewürze, die stets sparsam verwendet werden sollten.

Warum der Erfolg manchmal auf sich warten lässt

Es verwundert kaum, dass jede Trennkost-Spielart ihre Anhänger nicht nur unter den Übergewichtigen findet. Besonders wer gesundheitlich leicht angeschlagen ist, spürt oft schon nach einigen Tagen eine merkliche Besserung. Die zahlreichen positiven Erfahrungen belegen offenbar, was wissenschaftlich längst noch nicht hieb- und stichfest erwiesen ist: dass das Trennen in der einen oder anderen Form den Magen schont und den Darm entlastet. Selbst nach einer reichlichen Mahlzeit, so die vielfache Aussage, fühlt man sich nicht müde und unbehaglich, sondern fit und leistungsfähig.

Dennoch: Der eine oder andere hat sein selbst gestecktes Ziel allein mit Trennkost noch nicht erreicht – obwohl er sich stramm an die jeweiligen Regeln hält und beispielsweise reichlich Rohkost, wenig Fleisch und genügend Vollkornbrot vertilgt.

Warum das so ist? Ernährungsforscher, die sich mit dem Einfluss der Nahrung auf Menschen mit unterschiedlicher Blutgruppe befassen, ziehen dafür eine einleuchtende Erklärung aus dem Hut.

Menschen verschiedener Blutgruppen reagieren unterschiedlich auf bestimmte Nahrungsmittel

18

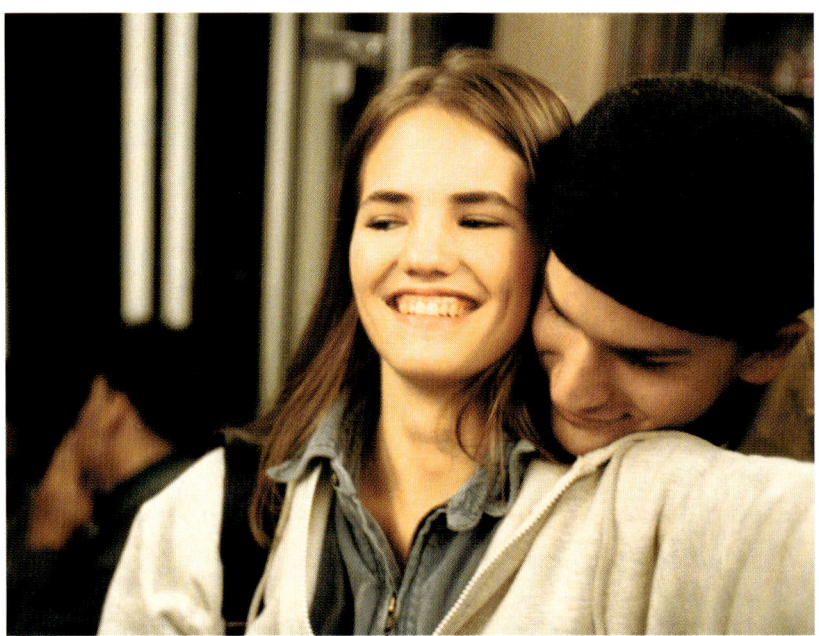

Wichtig ist, dem Körper eine Nahrung zuzuführen, die der Chemie des Körpers entspricht. Unser Bluttyp spiegelt die innere Chemie wider

So überzeugend jede dieser Trennkost-Theorien für sich genommen auch sein mag, eines bleibt dennoch stets unberücksichtigt: Ein und dieselbe Ernährungsform kann nicht für jeden von uns die beste sein. So wie wir uns in Gestalt und Haarfarbe, Alter und Geschlecht, Herkunft und Nationalität unterscheiden, so unterschiedlich ist auch die Art und Weise, wie der Körper die Nahrung verarbeitet und verwertet. Und wie leicht er an Gewicht zulegt oder überflüssige Pfunde verliert.

Vollkornmüsli, Rohkost und weit gehender Fleischverzicht sind, wie sich gezeigt hat, nicht für jedermann der einzig richtige Weg, um gesund und vital zu bleiben. Wir brauchen vielmehr eine Ernährung, die unsere »biochemische Individualität« mit einkalkuliert. Und die Blutgruppen-Diät ist eine solche Ernährungsform. Weil sie, um es noch einmal zu wiederholen, exakt auf die individuellen genetischen, immunologischen und biochemischen Besonderheiten abgestimmt ist, die Menschen mit Blutgruppe 0, A, B oder AB unterscheiden.

Das Konzept der Blutgruppen-Diät

Unsere Blutgruppen-Zugehörigkeit ist nicht nur dann von Interesse, wenn es um Blutspenden oder Organtransplantationen geht. Der Bluttyp entscheidet auch darüber, wie gut oder wie schlecht uns ein Nahrungsmittel bekommt. Ein und dasselbe Nahrungsmittel kann demnach bei Menschen mit unterschiedlicher Blutgruppe völlig entgegengesetzte Wirkungen hervorrufen, wie das Beispiel Milch zeigt:

Wer Blutgruppe O besitzt, dessen Verdauungssystem ist zwar optimal auf tierisches Eiweiß aus Fleisch oder Fisch eingestellt, es hat jedoch Probleme mit dem Eiweiß in der Kuhmilch. Milchprodukte sind auch für Bluttyp A nicht die erste Wahl. Sein Blut verträgt sich nicht mit bestimmten Inhaltsstoffen der Vollmilch – die allerdings bestens mit den besonderen Merkmalen der Blutgruppe B harmonieren. Menschen mit Blutgruppe AB wiederum sind mit Vollmilch nicht gut bedient, sie können vergorene Milcherzeugnisse wie Joghurt oder Kefir leichter verdauen.

Erklärtes Ziel der Blutgruppen-Diät: die optimale körperliche und geistige Leistungsfähigkeit zu erreichen

Bestimmte Eiweißstoffe haben es in sich

Dass die Nahrung so unterschiedliche Reaktionen im Körper hervorruft, hat etwas mit den darin enthaltenen Eiweißstoffen, den so genannten Lektinen, zu tun. Diese winzigen Moleküle sitzen auf den Wänden tierischer und pflanzlicher Zellen. Ihnen kommt naturgemäß die Aufgabe zu, sich mit anderen Organismen zu verbinden. Die körpereigene Immunabwehr benutzt diese natürlichen Superklebstoffe beispielsweise, um sich an andere Organismen anzuheften. Das kann durchaus positiv sein, wenn so beispielsweise Krankheitserregern wie Viren oder Bakterien das Handwerk gelegt wird. Einige Lektine jedoch, die wir mit der Nahrung zu uns nehmen, vertragen sich offenbar nicht mit bestimmten Bluttypen. In solch einem Fall können dann regelrechte »Unverträglichkeitsreaktionen« auftreten. Das ist fast so, als würden zwei ver-

Lektine sind Eiweißverbindungen, die in unterschiedlicher Form und Menge in der Nahrung vorkommen

Mitunter können Lektine massive Abwehrreaktionen des Organismus hervorrufen

schiedene Blutgruppen zusammentreffen. Die körpereigene Abwehrtruppe verwechselt die Nahrungseiweiße mit den chemischen Merkmalen (den Antigenen) einer anderen Blutgruppe und macht dagegen mobil. Es kommt in einem Organ oder Organsystem zur Verklumpung von Blutzellen (Agglutination) und zu Abstoßungsreaktionen.

Freilich spüren wir von dem Abwehrkampf in unserem Innern vordergründig kaum etwas. Saures Aufstoßen oder Blähungen jedoch mögen unbestimmte Signale dafür sein, dass der Organismus die Nährstoffe nicht ordentlich verarbeitet. Früher oder später aber, wenn nämlich Verdauung, Insulinproduktion und Stoffwechsel nur noch schleppend funktionieren, die Kalorien lediglich auf Sparflamme verbrannt werden, sind die typischen Folgen wie unschöne Fettpolster oder aufgedunsene Haut durch Wassereinlagerungen unübersehbar.

Das sind noch eher harmlose Zeichen der verzögerten körpereigenen Abläufe. Entzündungen im Magen-Darm-Trakt, Gelenkbeschwerden, Gefäßverschlüsse, die das Risiko eines Schlaganfalls oder Herzversagens erhöhen, sowie viele andere Gesundheitsprobleme lasten die Experten den anhänglichen Lektinen an.

Gelangen Nahrungslektine überhaupt ins Blut?

Mitunter wird in der Fachwelt allerdings angezweifelt, dass Nahrungslektine überhaupt in den Blutkreislauf gelangen. Manche Ernährungsspezialisten meinen, diese Proteine würden beim Kochen ohnehin vollständig zerstört.

Es gibt jedoch Studien, wie die des britischen Lektinforschers Arpad Pusztai oder des Kölner Immunbiologen Gerhard Uhlenbruck, die beweisen konnten, dass Nahrungsmittellektine durchaus den Weg ins Blut finden. Wer bereits eine geschädigte Darmwand hat, ist offenbar besonders gefährdet. Professor Uhlenbruck: »Bei bestehenden Erkrankungen können Lektine mit dem entzündeten Teil reagieren und so vermehrt ins Blut gelangen oder den Durchtritt bakterieller Antigene fördern und eine immunologische Reaktion erzeugen.«

Das Unerfreuliche an der ganzen Sache: Selbst wenn bei einem intakten Darm nur wenige Lektine in die Blutbahn geraten, können sie unter Umständen recht massive Stoffwechselreaktionen auslösen.

Das Erfreuliche: Wir können mit den neuen Ernährungsstrategien das Risiko minimieren. Indem wir vorrangig die Nahrungsmittel in den Speiseplan aufnehmen, die sich für unsere Blutgruppe »naturgemäß« als besonders zuträglich erwiesen haben. Mit solch einer gut bekömmlichen Kost bürden wir dem Körper nicht zu viel Arbeit auf. Das angenehme Sättigungsgefühl stellt sich selbst nach einer kleinen Mahlzeit ein. Und die überflüssigen Pfunde verschwinden nicht nur für ein paar Wochen – das Gewicht kommt ganz nebenbei dauerhaft ins Lot.

Nicht jedem Bluttyp behagt jede Kost

Dr. D'Adamo begründet seine Erkenntnisse (die er mit Catherine Withney in dem Buch »4 Blutgruppen – 4 Strategien für ein gesundes Leben« zusammengefasst hat) freilich nicht allein mit der biochemischen Reaktion auf die Lektine. Dass die einzelnen Blutgruppen überhaupt auf die verschiedenen Nahrungsmittel auf unterschiedliche Art und Weise reagieren, lässt sich entwicklungsgeschichtlich erklären.

Seit grauer Vorzeit musste sich der Mensch immer wieder den wandelnden Existenzbedingungen anpassen, um überleben zu können. Das führte im Laufe der Evolution dazu, dass sich die physischen, psychischen und die sozialen Eigenschaften des Menschen allmählich radikal veränderten. Gerade das Immun- und das Verdauungssystem mussten sich auf die neuen Verhältnisse einstellen. So entstanden die Blutgruppen, vermutlich eine nach der anderen, durch genetische Anpassung (Mutation) an die veränderten Lebensbedingungen.

Die Blutgruppen sind nicht rein zufällig entstanden

Blutgruppe 0 – mit Steaks gegen die Fettpölsterchen

Rund 40 Prozent der Deutschen haben Blutgruppe 0. Weltweit kommt die Blutgruppe der Fleischesser sogar am häufigsten vor

Wer Blutgruppe 0 besitzt, stammt von den Jägern und Sammlern ab, die sich vorwiegend von tierischem Eiweiß ernährten. Die älteste Blutgruppe entwickelte sich vor etwa 40.000 Jahren, als unsere Vorfahren Tiere mit einfachen Waffen erlegten. Im Laufe der Zeit wuchs die Zahl der Erdbewohner, sie wurden im Umgang mit Werkzeugen und Waffen immer geschickter – mit der Folge, dass die Beute nicht mehr für alle reichte. Auf der Suche nach neuen Jagdgründen verbreiteten sich die »Fleischesser« über alle Kontinente. Notgedrungen mussten sie sich dort neue Nahrungsquellen erschließen. Sie begannen alles zu vertilgen, was sie verdauen konnten: Früchte, Nüsse, Wurzeln, Insekten und Kleingetier, in den Küstenregionen auch Fische. Angehörige dieser Blutgruppe sind auch heute mit tierischem Eiweiß gut versorgt.

➤ Gesundheit: Robustes Verdauungssystem, das reichlich Magensäure produziert (wichtig für die Fleischverdauung). Verträgt Getreide, Brot und Hülsenfrüchte nur schlecht. Weizenkeime und Weizenvollkornprodukte behindern wegen ihrer Gluten-Lektine den Insulinstoffwechsel und verlangsamen den Stoffwechsel. Aktives Immunsystem; reagiert prompt und sehr empfindlich auf neue Einflüsse und Umstellungen.

Bringen Sie nur Fleisch von Tieren aus artgerechter Haltung auf den Teller. Sie werden ohne Futtermittel wie Tiermehl großgezogen

➤ Schlankmacher: Rotes Fleisch (Lamm, Rind, Wild), Innereien, Leber; Fisch und Meeresfrüchte; Algen, Brokkoli, grüner Blattkohl (Grünkohl), Spinat; Jodsalz.

➤ Dickmacher: Kidneybohnen, Linsen; Getreide (Mais, Weizen); Blumenkohl, Rosenkohl, Weißkohl.

Tipp: Nur Innereien von jungen Tieren

Achten Sie beim Kauf darauf, dass beispielsweise Leber, Niere, Herz, Bries, Hirn, Lunge und Zunge ausschließlich von jungen Tieren stammen. Ihre Organe haben noch nicht allzu viel chemische Rückstände und andere Schadstoffe gespeichert.

Blutgruppe A – vegetarische Kost bevorzugt

Menschen mit Blutgruppe A – das sind rund 43 bis 45 Prozent aller Deutschen – verfügen über ein empfindliches Verdauungssystem, das besser mit pflanzlichem Eiweiß, vor allem mit viel frischem Gemüse, möglichst naturbelassener Kost sowie Getreideprodukten (außer Weizen) zurechtkommt. Die sesshaften Vorfahren dieses Bluttyps, der sich zwischen 25.000 und 15.000 v. Chr. entwickelte, ernährten sich zunehmend von pflanzlicher Kost. Die Menschen hatten gelernt, Getreide anzubauen und Vieh zu züchten. Der radikale Wandel vom Jäger und Sammler zum Bauern wirkte sich zum einen im Verdauungstrakt aus, der jetzt vorwiegend vegetarische Kost wie Getreide und andere Feldfrüchte verarbeiten musste. Zum anderen musste das Immunsystem eine enorme Anpassungsleistung vollbringen. In den dicht besiedelten Gebieten war das Risiko groß, Infektionen anheim zu fallen.

➤ Gesundheit: Empfindliches Verdauungssystem, das tierische Eiweiße und Fette nur schwer aufspalten kann; der Körper stellt dafür nicht genügend Magensäure bereit. Auch Milch, die reich an gesättigten Fetten ist, macht die einstigen Landwirte nicht munter, sondern, krass ausgedrückt, eher fett. Zu viel Weizen bereitet der Verdauung ebenfalls Probleme.
Das Immunsystem reagiert sensibel und anpassungsfähig.

➤ Schlankmacher: Sojabohnen und Sojazubereitungen; Pflanzenöle; Gemüse; Ananas.

➤ Dickmacher: Fleisch; Milcherzeugnisse; Kidneybohnen, Limabohnen; Weizen (im Übermaß).

Mit der richtigen Körnerkost und Sojaprodukten haben Menschen mit Blutgruppe A keine Probleme

Blutgruppe B – schlank mit Magermilch

Fast schon als »Allesesser« könnte man die Zeitgenossen mit der Blutgruppe B einstufen. Ihr starkes und anpassungsfähiges Verdauungs- und Immunsystem verdanken sie den einstigen Nomaden und Steppenbewohnern. Diese Blutgruppe entstand vor mehr

Hierzulande hat
nahezu jeder
Zehnte die
Blutgruppe B

als 10.000 Jahren durch die Vermischung verschiedener Stämme und die Anpassung an neue klimatische Verhältnisse. Eine sesshafte Gruppe bildete feste Ackerbaugemeinschaften, während kriegerische Horden bis in den Osten Europas vordrangen. Die Hauptnahrung bestand zu dieser Zeit aus Milch- und Agrarprodukten sowie aus Fleisch.

➤ Gesundheit: Robustes Verdauungssystem, das mit Fleisch (außer Hühnerfleisch!) und mit Milchprodukten problemlos zurechtkommt. Unter der sonst gut bekömmlichen pflanzlichen Kost sind allerdings auch einige regelrechte Dickmacher (siehe unten), die aufgrund ihrer Eiweißverbindungen die Insulinproduktion drosseln und den Stoffwechselmotor langsamer laufen lassen. Tomaten sind besonders heikel: Die Antikörper der Blutgruppe B reagieren äußerst heftig auf deren Lektine. Magenreizungen und allergische Reaktionen können die Folge sein. Das Immunsystem ist stark und anpassungsfähig.

➤ Schlankmacher: Fleisch; Eier und Magermilchprodukte; grünes Gemüse; Süßholztee.

➤ Dickmacher: Erdnüsse, Sesamsamen; Linsen; Buchweizen, Weizen; Mais.

Blutgruppe AB – Mischkost willkommen

Anhand von
archäologischen
Funden und
Genanalysen
lassen sich die
Blutgruppen
unserer Vorfah-
ren bestimmen

Die jüngste Blutgruppe ist allenfalls 1000 bis 1500 Jahre alt. Man weiß noch nicht mit Sicherheit, wie dieser Bluttyp überhaupt zustande gekommen ist – und ob dieser Prozess bereits abgeschlossen ist. Vieles spricht dafür, dass eine Vermischung der Völkerstämme mit Blutgruppe A (Kaukasier) und B (Mongolen) diesen neuen Bluttyp hervorbrachte. Wer zu den fünf Prozent der Bevölkerung gehört, die diese seltene Blutgruppe haben, besitzt ein Immun- und Verdauungssystem, das von den Forschern als »komplex« und »sprunghaft« eingestuft wird. Da diese neuzeitliche Blutgruppe positive und negative Merkmale der Vorläufer A und B aufweist, ist in diesem Fall eher eine ausgewogene Mischkost angesagt.

➤ Gesundheit: Der Verdauungstrakt reagiert empfindlich. Die Magensäureproduktion ist ähnlich gering wie bei Menschen mit Blutgruppe A. Die Fleisch- oder Fischportionen sollten daher nur klein ausfallen, damit das tierische Eiweiß gründlich aufgeschlossen werden kann. Ansonsten sind Sauermilchprodukte, Hülsenfrüchte, Getreide, Obst und Gemüse eine gute Wahl. Nahrungsmittel, die Menschen mit Bluttyp A oder B gut bzw. schlecht bekommen, werden meist von der modernen Allianz beider Bluttypen in gleicher Weise vertragen.

> Nur knapp 5 Prozent der Menschen haben Blutgruppe AB

➤ Schlankmacher: Fisch; Milcherzeugnisse, Sojaquark (Tofu); Braunalgen, grünes Gemüse; Ananas.

➤ Dickmacher: Rotes Fleisch; Nüsse und Samen; Kidneybohnen, Limabohnen; Buchweizen, Weizen; Mais.

Doppelstrategie gegen überflüssige Pfunde

Dr. Peter D'Adamo und seine Diätexperten reihten die Nahrungsmittel nach ihrer Bekömmlichkeit in die Kategorien »Vorteilhaft«, »Neutral« oder »Vermeiden« ein. Sie hatten dabei nicht allein die blutgruppenspezifischen Reaktionen auf die Nahrungseiweiße vor Augen. Auch die unterschiedliche Art und Weise, wie der Körper aufgrund seiner urzeitlichen Prägung mit den Nährstoffen klarkommt, spielte bei der Einteilung eine Rolle.

Praktische Erfahrungen und laufende Beobachtungen an Tausenden von Patienten haben den Medizinern gezeigt, dass Menschen mit verschiedenen Blutgruppen auch einen unterschiedlichen Bedarf an Kohlenhydraten, Fetten, Proteinen (Eiweiß), an Vitaminen und Mineralstoffen haben. Daher richtet sich auch die Auswahl der Nahrungsmittel bei dieser Blutgruppen-Trennkost nach den Kriterien der Blutgruppen-Diät.

> Es geht um das Eiweiß tierischer(!) Herkunft, das nicht mit kohlenhydratreicher Kost kombiniert wird

Da sich das Trennen von eiweiß- und kohlenhydratreichen Speisen erfahrungsgemäß besonders günstig auf den Stoffwechsel auswirkt, ist es nur folgerichtig, dieses bewährte Prinzip mit der Blutgruppen-Diät zu koppeln.

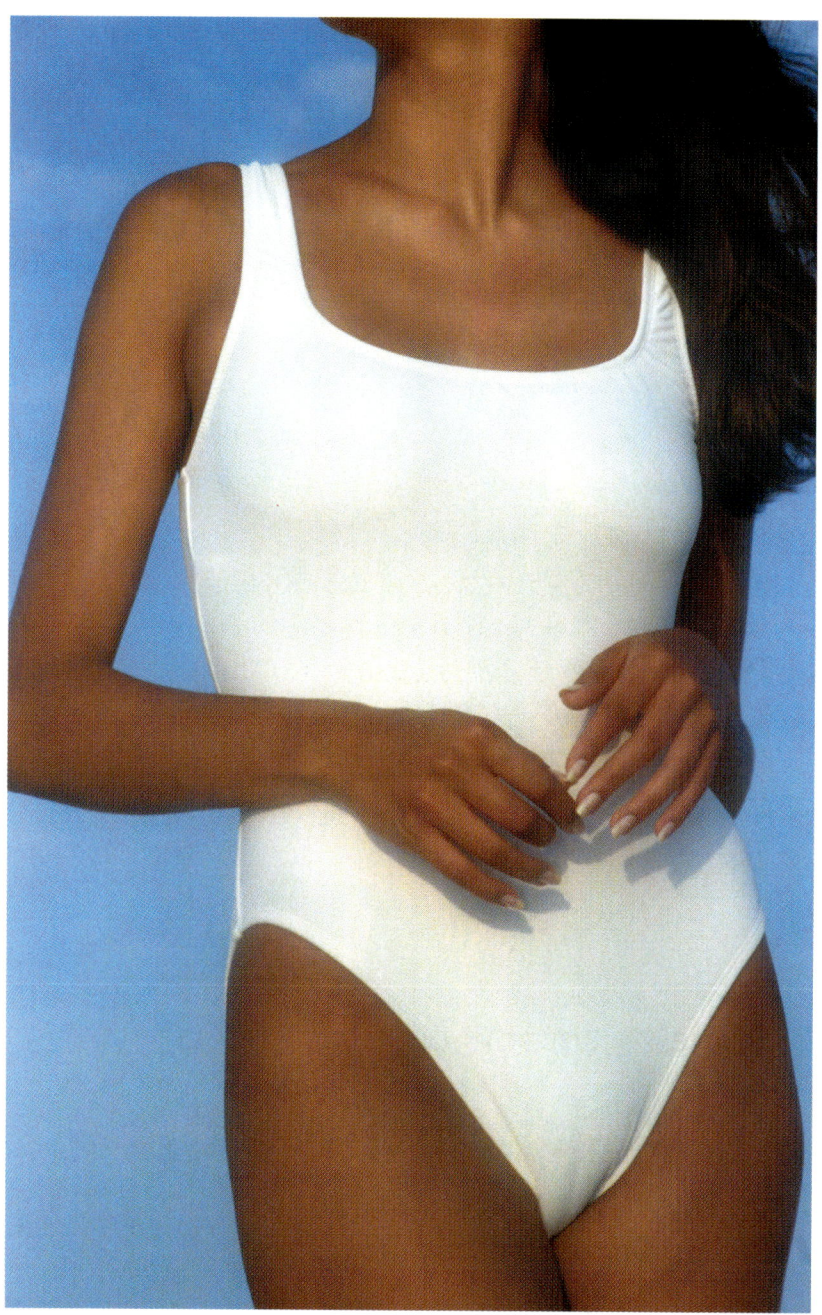

Wie die Trennkost nach der Blutgruppen-Diät funktioniert

U m es gleich vorwegzunehmen: Die Trennkost nach der Blutgruppen-Diät ist keineswegs die komplizierte Konstruktion aus zwei populären Erfolgsprogrammen, bei der man ein eigenständiges Verfahren dem anderen kurzerhand aufgepfropft hat. Hier stehen vielmehr beide Systeme ernährungswissenschaftlich so in Einklang, dass sich daraus der bestmögliche Nutzen ziehen lässt. Die ganz leicht umzusetzende Ernährungsstrategie für den Alltag sieht folgendermaßen aus: Man greift bei der Auswahl der Speisen zu den Nahrungsmitteln, die Experten für die jeweilige Blutgruppe als »naturgemäß« besonders bekömmlich oder akzeptabel ermittelt haben – und kombiniert sie nach dem einfachen Trennkost-Prinzip, das ja ohnehin ein Element der Blutgruppen-Diät ist.

Die Spielregeln sind denkbar einfach

Die eigentlichen Trennregeln orientieren sich an den grundlegenden Empfehlungen der Blutgruppen-Diät, wonach Eiweiß tierischer Herkunft nicht zusammen mit großen Mengen an Kohlenhydraten wie Brot und Kartoffeln verzehrt werden sollte. Damit sich der Magen, so erklärt es Dr. D'Adamo, »voll und ganz auf die vorliegende Arbeit konzentrieren kann«.

Kleine Mengen angesäuerter Milchprodukte fallen kaum ins Gewicht, da das Eiweiß leichter verdaulich ist

Pauschale Vorgaben können Sie vergessen

Grundsätzlich gilt auch hier: Die Ernährung soll so natürlich wie möglich, also so wenig wie nötig vorbehandelt sein

Verbote, wie wir sie etwa von der klassischen Trennkost kennen, gibt es bei diesen einfachen Regeln nicht.

Trinken können Sie alles, was sich mit Ihrem Bluttyp verträgt. Nach Möglichkeit aber nicht direkt zu den Mahlzeiten, sondern eine halbe Stunde davor. Kaffee und Tee (soweit sie für Ihren Bluttyp in Frage kommen) genießen Sie eine halbe Stunde danach.

Sie brauchen sich auch nicht zu merken, welche Lebensmittel nach den Kriterien der Hay'schen Trennkost zu meiden sind – wie etwa weißes Mehl, Zucker, getrocknete Hülsenfrüchte, Erdnüsse, Preiselbeeren, rohes Eiweiß oder schwarzer Tee und Bohnenkaffee –, weil diese pauschalen Vorgaben nicht unbedingt mit den naturgegebenen Vorlieben Ihrer eigenen Blutgruppe harmonieren. Beispielsweise werden Erdnüsse (botanisch handelt es sich um Hülsenfrüchte) wegen ihrer für Blutgruppe A wertvollen Lektine (die in den braunen Häutchen stecken!) diesem Bluttyp ausdrücklich ans Herz gelegt.

Auch weißes Mehl ist nicht rundweg zu verdammen. Bestimmte Getreideproteine, die zu den Lektinen zählen und im vollen Korn stecken, können negative blutgruppenspezifische Eigenschaften haben. Das Gluten-Lektin im Weizenkorn ist besonders problematisch, weil es in der Lage ist, die Bauchspeicheldrüse anzugreifen. Deshalb kann Weißmehl durchaus die bessere Wahl sein als Vollkornmehl – etwa für Menschen vom Bluttyp B und AB.

Kaffee muss ebenfalls nicht bei jedem auf der schwarzen Liste stehen. Wer Blutgruppe A oder AB besitzt, kann den beliebten Muntermacher ohne Reue genießen.

Wer bei Süßem schwach wird: Zucker steht nicht auf der Verbotsliste. Dennoch sollte man ihn nur in kleinen Mengen konsumieren

Und noch ein weiterer Pluspunkt: Um Säure bildende und Basen bildende Effekte der Nahrungsmittel müssen wir uns bei diesen einfachen Trennregeln keine großen Gedanken machen. Sie sind bereits bei der gezielten Auswahl nach den Kriterien der Blutgruppen-Verträglichkeit berücksichtigt worden. Schließlich lautet eine der elementaren Erkenntnisse der Blutgruppen-Diät, dass ein und dasselbe Lebensmittel beim einen Menschen – mit dem einen

SO EINFACH IST DER TRENNPLAN NACH DER BLUTGRUPPEN-DIÄT

Eiweiße	Neutral	Kohlenhydrate
➤ Eiweiße tierischer Herkunft wie Fleisch und Wurst, Geflügel	➤ Öle und Fette tierischer und pflanzlicher Herkunft wie Butter oder Margarine	➤ Knollengewächse wie Kartoffel, Süßkartoffel (Batate), Topinambur (Erdbirne, Jerusalem-Artischocke), Yamswurzel
➤ Fisch, Krusten- und Schalentiere	➤ Sojaprodukte wie Sojaquark (Tofu) und Sojamilch	➤ Getreideprodukte wie Nudeln und Pasta, Brot und Backwaren, Reis
➤ Eier, Milch und Milchprodukte (mit Ausnahmen, siehe unten)	➤ Obst, Gemüse, Blatt-salate, Sprossen, Keime, Nüsse und Samen	➤ Getrocknete Hülsen-früchte wie Erbsen, Bohnen und Linsen
	➤ Kräuter und Gewürze (auch Zucker und Salz)	
	➤ Getränke	

In kleinen Mengen neutral

➤ Angesäuerte Milchprodukte wie Joghurt, Kefir, Sauerrahm
➤ Weißkäse wie Schafs-, Ziegenkäse, Mozzarella, Ricotta und andere Frischkäse
➤ Butter

Einfache Faustregel: Tierisches Eiweiß wird innerhalb einer Mahlzeit nicht zusammen mit Lebensmitteln aus der Kohlenhydrat-Gruppe verzehrt.
Neutrale Nahrungsmittel können Sie mit Eiweißen und Kohlenhydraten beliebig kombinieren. Welche Nahrungsmittel Ihrer Blutgruppe zufolge für Sie am bekömmlichsten sind, können Sie in der Übersicht auf den Seiten 39 – 55 nachlesen.

Bluttyp – eine basische, beim anderen Menschen – mit dem anderen Bluttyp – eine saure Reaktion hervorrufen kann.
Vergessen können Sie beispielsweise die oft als schwierig empfundene Vorgabe der Hay'schen Trennkost, dass saure Äpfel in die Eiweißgruppe, süße, mürbe Äpfel jedoch in die Kohlenhydratgruppe

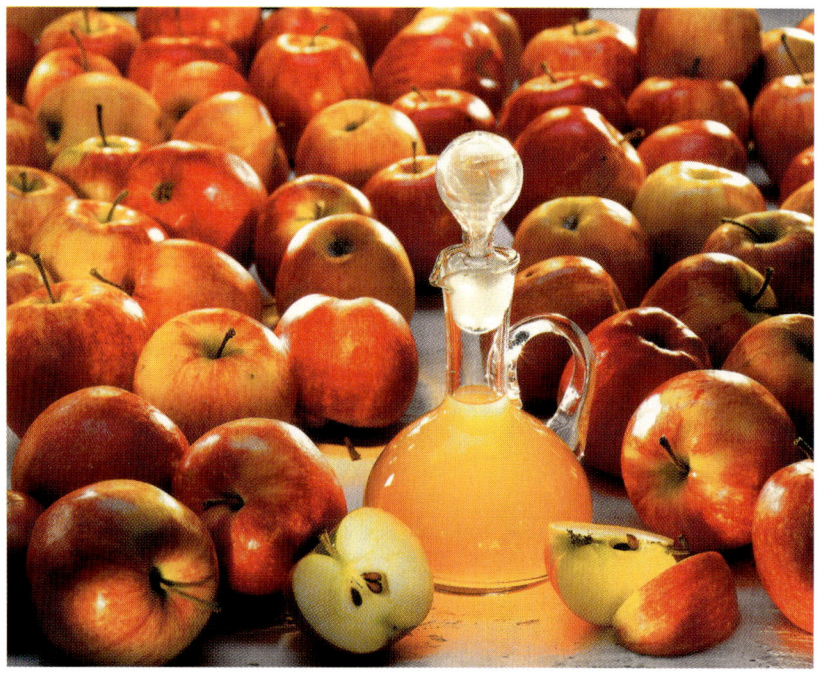

Ob sauer oder mehlig: Obst können Sie bei der Blutgruppen-Trennkost mit eiweiß- oder kohlenhydratreichen Speisen essen

gehören. Oder dass Fleisch und Fisch gegart zur Eiweißgruppe zählen, in rohem Zustand jedoch als kohlenhydratreich anzusehen sind.

Obst und Gemüse sind bei der Trennkost nach der Blutgruppen-Diät grundsätzlich mit allen anderen Nährstoffgruppen »kompatibel«, sie zählen zur Gruppe der neutralen Nahrungsmittel. Es braucht uns also nur zu interessieren, welche Sorte unserer Blutgruppe gut bekommt, um sie dann mit eiweiß- oder kohlenhydratreichen oder mit anderen neutralen Speisen zu kombinieren.

Tipp: Auch Bioobst und Gemüse gründlich säubern

Um sicherzugehen, dass keine gesundheitsschädlichen Bakterien, Pilze oder andere Parasiten wie Spulwurmeier mitgegessen werden, sollte man gerade die »naturgedüngte« Biokost stets gut waschen bzw. schälen.

Sojaprodukte jetzt beliebig kombinierbar

Fermentierte Sojaprodukte werden von den Blutgruppen-Experten ausdrücklich als trennkostneutral eingestuft. Das heißt, Sie können Sojaquark (Tofu) und andere Sojaprodukte beliebig mit Fleisch und Fisch oder mit kohlenhydratreichen Speisen zusammen essen. Das gilt natürlich ebenso für alle anderen pflanzlichen Eiweiße, die bereits durch Mikroorganismen während des Fermentationsprozesses vorverdaut werden und somit besser bekömmlich sind.

Obwohl es sich um Produkte tierischer Herkunft handelt, stehen fermentierte Milcherzeugnisse wie Joghurt, Kefir oder Sauermilch ebenfalls in der trennkostneutralen Riege. Der Grund: Die darin enthaltenen Milchsäurebakterien und andere Mikroorganismen besitzen Enzyme, die die Verdauung der Milch erleichtern. Da der Eiweißgehalt bei Weißkäse wie Schafskäse, Ziegenkäse oder Büffelmozzarella verglichen mit dem Eiweißgehalt in Fleisch oder Fisch äußerst gering ist, können Sie diese Sorten durchaus mit kohlenhydratreichen Speisen kombinieren. Stets vorausgesetzt, es handelt sich dabei um keine allzu großen Mengen – und die jeweiligen Produkte vertragen sich mit Ihrer Blutgruppe.

Kein Problem: Hauptmahlzeit am Abend

Die Reihenfolge der Mahlzeiten ist bei dieser modernen Trennkost-Variante nicht so strikt festgelegt, sie lässt sich durchaus persönlichen Vorlieben anpassen.

Die ideale Empfehlung sieht so aus: Morgens liefern Kohlenhydrate den nötigen Energieschub. Mittags gibt man zum Beispiel mit eiweißreichen Lebensmitteln wie Fleisch oder Fisch dem Stoffwechsel Zunder. Abends sorgen kohlenhydratreiche Gerichte mit Kartoffeln oder Reis für den sanften Fettabbau im Schlaf.

Wer Blutgruppe 0 hat und damit ohnehin einen höheren Eiweißbedarf, kann jedoch beispielsweise ein eiweißreiches Frühstück

Essen Sie nicht zu hastig. Der Magen braucht 15 Minuten, bis er signalisiert, dass er genug hat

gut verkraften. Und auch für alle anderen gilt: Wenn es Ihrem Arbeits- und Tagesrhythmus eher entspricht, können Sie morgens den Tag ruhig eiweißreich beginnen. Oder wenn es Ihren Schlaf nicht beeinträchtigt, können Sie genauso gut abends eine leichte Eiweißmahlzeit zu sich nehmen.

Diese lockere Gangart steht in deutlichem Gegensatz zu dem strikten Vorgehen bei der klassischen Trennkost. Sie entspricht ebenfalls den aktuellen Erkenntnissen. Ob die Hauptmahlzeit morgens, mittags oder abends auf den Tisch kommt, ist dem Körper anscheinend egal. Wie eine Studie der Universität Berkeley in Kalifornien ergab, wird bei Speisen, die man kurz vor dem Schlafengehen vertilgt, nicht mehr Fett gespeichert, als wenn man die gleiche Menge tagsüber konsumiert. Die abends gespeicherte Nahrungsenergie wird am nächsten Tag durch ausreichende Bewegung problemlos verbraucht

Allerdings nur, wenn nicht allzu viel Fett aufgenommen wurde. Andernfalls besteht die Gefahr, dass die Energiemengen nicht restlos verbraucht und im Gewebe deponiert werden. Kurzum: Wer körperlich nicht hart ran muss und mittags mit einem Häppchen über die Runden kommt, kann die Hauptmahlzeit getrost in den Abend verlegen.

Bleiben Sie flexibel

Was die Pausen zwischen den einzelnen Mahlzeiten angeht – die nach Hay drei bis vier Stunden betragen sollten: Bleiben Sie auch da flexibel. Sollte Ihr Magen schon früher knurren, dann gönnen Sie sich ruhig eine kleine Zwischenmahlzeit. Weil die Portionen insgesamt nicht so riesig sein sollten, besteht kaum die Gefahr, sich Kalorien im Übermaß einzuverleiben.

Und noch eins: Falls es Ihnen nicht leicht fällt, mit dem Essen aufzuhören, kann es tatsächlich besser sein, nur dreimal am Tag etwas zu essen. So umgehen Sie das Risiko, Ihrem Magen fünf- bis sechsmal täglich zu viel zuzumuten. Ob Sie eher wenige oder lieber mehrere kleine Mahlzeiten zu sich nehmen, das sollten Sie ganz nach Ihren persönlichen Vorlieben bestimmen. Gemüse und Salate, die ja zur neutralen Gruppe gehören, können Sie ohne weiteres als Snacks zwischendurch oder als alleinige Mahlzeit verzehren.

Wichtig ist bei all dem das eherne Prinzip, Nahrungsmittel, die viel tierisches Eiweiß enthalten, nicht zusammen mit Kohlenhydratreichem zu einer Mahlzeit zu verspeisen. Im Übrigen sind faserreiche Gemüse, die arm an Kohlenhydraten sind, wie das bei Blattgemüsen der Fall ist, gute Alternativen zu den herkömmlichen stärkehaltigen Beilagen.

Wer Sorge hat, er könnte anfangs zu einseitig seine Lieblingsspeisen favorisieren, kann sich an die Faustregel halten, wonach man täglich ein Kohlenhydratgericht, ein Eiweißgericht und ein neutrales Gericht auf den Tisch bringen sollte.

Sehen Sie es locker, wenn es dabei mit dem Trennen nicht immer hundertprozentig klappt. Entscheidend ist, Magen und Darm zu entlasten. Und da ist schon eine ganze Menge gewonnen, wenn bei einer Mahlzeit entweder die Kohlenhydrate oder die tierischen Eiweiße überwiegen.

Zwischenmahlzeiten: Bei der Blutgruppen-Trennkost kein Problem

Woran nicht nur Diätneulinge denken sollten

Experimentieren Sie anfangs ruhig ein bisschen, um herauszufinden, welche Nahrungsmittelkombination Ihnen am ehesten behagt. Engen Sie aber nicht von vornherein die Auswahl in bester Absicht so ein, dass nur die vorteilhaften Nahrungsmittel auf den Teller kommen. Diese Produkte wirken zwar D'Adamo zufolge wie Heilmittel, während die neutralen (die »akzeptablen«) Nahrungsmittel in erster Linie der Ernährung dienen und die zu vermeidenden (hoch dosiert) geradezu Gift für den Körper darstellen. Dennoch sind die neutralen Anteile für eine gesunde Ernährung von Bedeutung.

Mit einer Mischung aus den Kategorien »Vorteilhaft« und »Akzeptabel« stellen Sie sicher, dass Ihre Ernährung alle wichtigen Vi-

Geben Sie Ihrem Körper genügend Zeit, für die bekömmlichen Speisen eine Vorliebe zu entwickeln

Wer seinen
überflüssigen
Pfunden mit
Nachdruck zu
Leibe rücken
möchte, be-
gnügt sich mit
kleineren
Portionen

talstoffe enthält, dass sie abwechslungsreich ist und dass auch der Genuss nicht zu kurz kommt. Streichen Sie jedoch die als »akzeptabel« eingereihten Nahrungsmittel, von denen Sie genau wissen, dass es Ihre persönlichen Dickmacher sind oder dass sie Ihnen aus anderen Gründen nicht gut tun, ganz vom Speiseplan.

Alles was unter die Rubrik »Vermeiden« fällt, wird erst nach und nach von der Einkaufsliste gestrichen. Oftmals stellen Diäteinsteiger fest, dass just diese Zutaten ohnehin nicht in ihren Leib- und Magengerichten vorkommen.

Wichtig ist, sich mit Bedacht dem neuen Konzept zu nähern. Geben Sie Ihrem Organismus genügend Zeit, sich auf die womöglich ungewohnte Kost einzustellen. Denn um es noch einmal zu sagen: Die Blutgruppen-Trennkost ist keine Turbodiät, bei der sich die Fettpölsterchen von heute auf morgen in Wohlgefallen auflösen. Erklärtes Ziel ist vielmehr, mit einer gesunden Ernährung im Alltag die optimale körperliche und geistige Fitness zu erreichen. Die gesunde Gewichtsregulierung ist dabei ein höchst willkommener und ganz natürlicher Nebeneffekt.

Die Theorie in die Praxis umsetzen

Mit Hilfe der
Nahrungs-
mittellisten
(Seite 39–55)
lässt sich die
Theorie ganz
einfach in die
Praxis umsetzen

Alles in allem finden Sie in der Tabelle auf den Seiten 39–55 rund 300 Nahrungsmittel, die für Ihre Blutgruppe in Frage kommen. Dass sich damit überaus köstliche und abwechslungsreiche Gerichte zaubern lassen, davon können Sie sich im Rezeptteil (ab Seite 56) überzeugen.

Falls Sie in der Nahrungsmitteltabelle das eine oder andere vertraute Produkt vermissen, hat das einen simplen Grund: Die Auswertungen beruhen auf den umfassenden Erkenntnissen vieler Fachleute. Wissenschaftliche Analysen von Lektinforschern, Immunologen und Ernährungsspezialisten sind dabei berücksichtigt worden. Dr. Peter D'Adamo und sein Vater, der Arzt James D'Adamo, haben jahrzehntelang praktische Erfahrungen mit Tausenden von Patienten in den Vereinigten Staaten gesammelt. Demzufolge liegen die meisten Erkenntnisse über Lebensmittel des amerikanischen Marktes vor, die uns mitunter recht exotisch anmuten.

Inzwischen arbeiten auch hierzulande mehr und mehr Ärzte mit der Blutgruppen-Diät. So wird es wohl nur noch eine Frage der Zeit sein, bis weitere empirische Daten über die blutgruppenspezifische Verträglichkeit unserer gängigen Lebensmittel bekannt sind. Bis dahin gilt das (noch) nicht in der Liste stehende Nahrungsmittel, Gewürz oder Heilkraut als »akzeptabel«.

Sofern nichts anderes angegeben ist, sind alle Rezepte für vier Personen berechnet. Wobei die Größe der Portionen freilich nur eine allgemeine Vorgabe ist, die Sie ganz nach Bedarf und Belieben variieren können. Behalten Sie dabei aber stets im Blick: Der Körper sollte nicht mit einem Mal möglichst viele Nährstoffe bekommen, weitaus wichtiger ist, dass diese gleich bleibend ins Blut gelangen.

Zahlreiche Rezepte lassen sich problemlos abwandeln, indem einzelne Zutaten ausgetauscht werden. Olivenöl beispielsweise ist beim Braten gut durch Butterschmalz zu ersetzen. Für schwarzes oder weißes Pfefferpulver, das generell für keinen Bluttyp empfohlen wird, ist Piment (auch Nelkenpfeffer genannt) eine prima Alternative. Mit dem einen oder anderen Gericht harmonieren rote Pfefferflocken, die für Bluttyp 0 und B akzeptabel sind. So können oftmals dank minimaler Variationen auch Tischgenossen mit anderen Blutgruppen mitessen.

Im Übrigen haben wir bei den Rezepten darauf geachtet, dass die Gerichte unseren europäischen Geschmacksvorlieben entsprechen und dass sie ohne großen Beschaffungsaufwand zuzubereiten sind. Nun wünschen wir Ihnen guten Appetit!

Tipp: Hier finden Sie noch mehr Anregungen

Die meisten Rezeptideen in dem Buch »Die Blutgruppen-Diät« und die mehr als hundert Rezepte in »Iss dich schlank mit der Blutgruppen-Diät« (beide Bücher sind ebenfalls im Mosaik Verlag erschienen) sind trennkosttauglich. Nur bei wenigen muss eine Zutat durch eine andere ersetzt werden.

Orientierung leicht gemacht

In der großen Nahrungsmittelübersicht auf den Seiten 39 – 55 sind die einzelnen Lebensmittel mit den Hinweisen $\mathcal{E}$ = **Eiweiß**, $\mathcal{K}$ = **Kohlenhydrate** oder $\mathcal{N}$ = **Neutral** gekennzeichnet. So können Sie sich leicht einen Überblick verschaffen.

Der Trennplan auf Seite 29 und in der vorderen Umschlagklappe zeigt Ihnen auf einem Blick, welche Nahrungsmittelgruppen in die einzelnen Trennkost-Kategorien gehören.

Damit es nicht zu Verwechslungen zwischen den von beiden Systemen verwendeten Begriffen der »neutralen« Nahrungsmittel kommt, werden die blutgruppenneutralen Nahrungsmittel als »akzeptable« Nahrungsmittel bezeichnet.

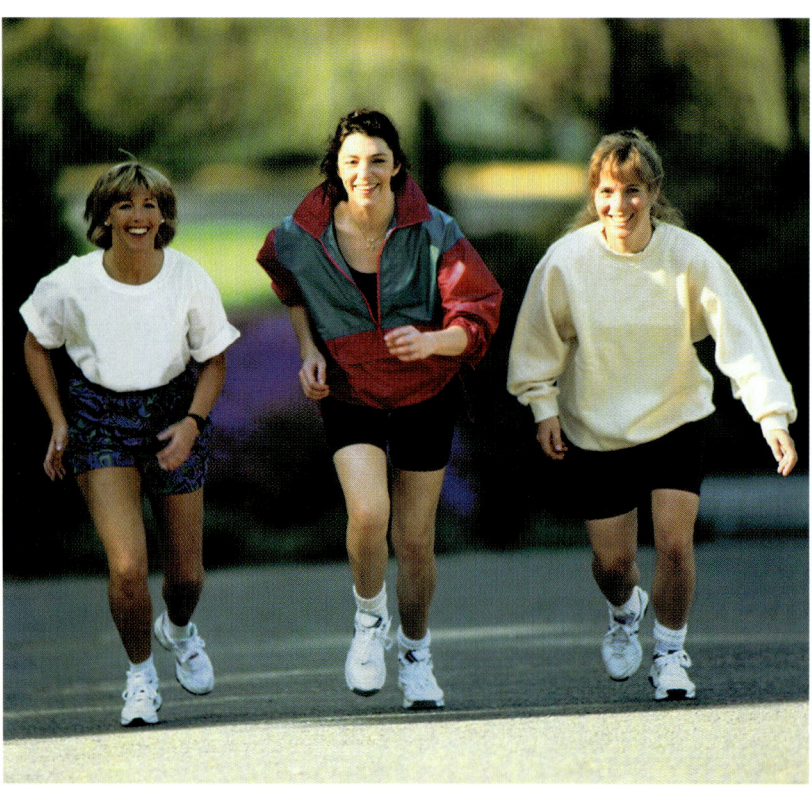

Nur so können Sie etwas bewegen

Unterstützen Sie die positiven Effekte der Blutgruppen-Trennkost, indem Sie sich genügend bewegen. Öfter mal Treppen steigen, statt den Lift nehmen, sich aufs Fahrrad zu schwingen, statt das Gaspedal zu bedienen, regelmäßig eine flotte Runde spazieren gehen – das kann und sollte von jedermann beherzigt werden. Doch damit nicht genug.

Die über Jahrtausende genetisch verankerten Muster bestimmen Dr. D'Adamo zufolge, welche Aktivitäten unserem Wohlbefinden am zuträglichsten sind:

➤ Bluttyp 0 reagiert unmittelbar auf Stress. Er braucht intensive Bewegung und wettkampforientierte Sportarten, um den Kopf von belastenden Gedanken freizublasen. Ideal sind Aerobic, Schwimmen, Kampfsport, Inlineskating, Gewichtstraining und Jogging.

➤ Blutgruppe A kann sich in Stresssituationen am besten mit geistigen Mitteln abreagieren. Entspannung ist also angesagt: beispielsweise mit Übungen wie Tai Chi und Yoga. Auch Golfen, Stretching, Gehen und Radfahren sind optimal.

➤ Menschen mit Blutgruppe B können Stress gut wegstecken. Ihnen raten die Fachleute zu mäßig anstrengenden Aktivitäten im Kreis anderer. Das kann beispielsweise Aerobic, Tennis, Wandern, Gymnastik, Yoga oder Golf sein.

➤ Blutgruppe AB zeigt ähnliche Züge wie Bluttyp A. Ausdauersportarten wie Wandern, Schwimmen oder Radfahren sollen den körperlichen Ausgleich bringen.

Wer Blutgruppe 0 hat und somit zu den Nachfahren der leistungsfähigen »Jagdmenschen« zählt, fühlt sich am wohlsten, wenn er sich viel bewegt

Tipp: Holen Sie fachkundigen Rat ein

Beraten Sie sich mit einem Arzt oder Heilpraktiker, falls Sie nicht sicher sind, ob die veränderte Ernährungsform für Sie im Moment das Richtige ist. Das gilt natürlich auch, wenn Sie während der Blutgruppen-Trennkost feststellen, dass gesundheitlich nicht alles so ist, wie es sein sollte.

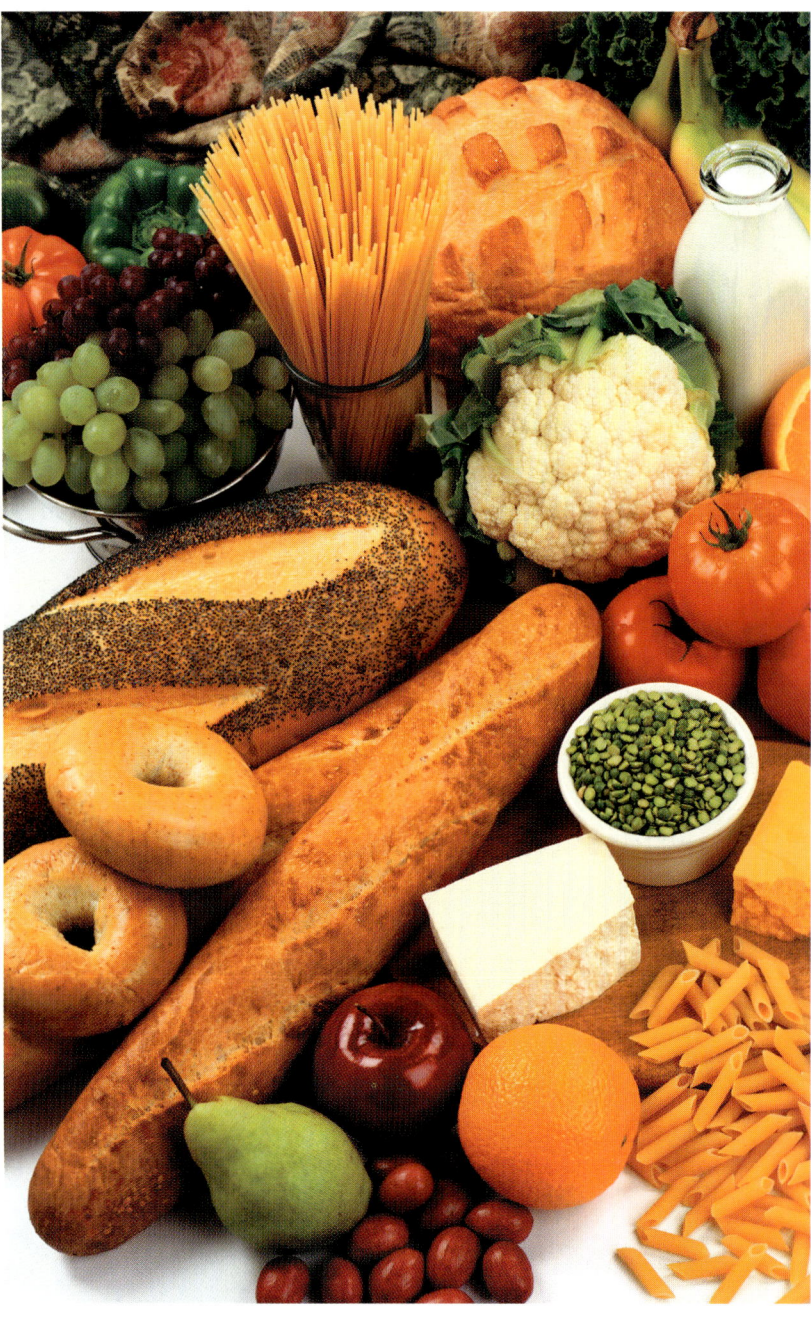

NAHRUNGSMITTELÜBERSICHT FÜR ALLE BLUTGRUPPEN

● Vorteilhaft ○ Akzeptabel – Vermeiden **Blutgruppen**

Fleisch und Geflügel		0	A	B	AB
Büffel	ε	●	–	○	–
Ente	ε	○	–	–	–
Fasan	ε	○	–	○	○
Gans	ε	–	–	–	–
Hammel	ε	●	–	●	●
Hase/Kaninchen	ε	○	–	●	●
Herz	ε	●	–	–	–
Huhn	ε	○	○	–	–
Kalb	ε	●	–	○	–
Lamm	ε	●	–	●	●
Leber	ε	●	–	○	○
Rebhuhn	ε	○	–	–	–
Rind	ε	●	–	○	–
Schwein	ε	–	–	–	–
Speck (fett und durchwachsen)	ε	–	–	–	–
Truthahn	ε	○	○	○	●
Wachtel	ε	○	–	–	–
Wild (Hirsch/Reh)	ε	●	–	●	–

Fische, Krusten- und Schalentiere		0	A	B	AB
Aal/Flussaal	ε	○	–	–	–
Alse/Maifisch	ε	●	–	●	●
Austern	ε	○	–	–	–
Barrakuda/Pfeilhecht	ε	–	–	–	–
Blaufisch/Bluefish	ε	●	–	○	○
Blaukiemen-Sonnenbarsch	ε	○	–	–	–
Flunder	ε	○	–	●	–
Flussbarsch/Yellow Perch	ε	●	●	○	○
Flusskrebse/Edelkrebse	ε	○	–	–	–
Frosch	ε	○	–	–	–
Garnelen	ε	○	–	–	–
Gelbschwanz/Bernsteinfisch	ε	●	○	–	–

ε = Eiweiß

К = Kohlen-
hydrate

n = Neutral

Blutgruppe 0
sollte Fleisch
zusammen mit
Obst und Ge-
müse essen, das
hält die Magen-
säure in Schach

TRENNKOST NACH DER BLUTGRUPPEN-DIÄT

Essen Sie möglichst keine Meeresfische aus Mündungsgebieten der großen Flüsse

NAHRUNGSMITTELÜBERSICHT FÜR ALLE BLUTGRUPPEN

● Vorteilhaft   ○ Akzeptabel   – Vermeiden   Blutgruppen

Fische, Krusten- und Schalentiere		O	A	B	AB
Hai	ε	○	○	○	○
Hausen/Beluga-Stör	ε	○	–	–	–
Hecht	ε	●	○	●	●
Heilbutt	ε	●	–	●	–
Hering, frisch	ε	●	–	○	○
Hering, mariniert	ε	–	–	○	–
Hummer/Languste	ε	○	–	–	–
Jakobsmuscheln/Pilgermuscheln	ε	○	–	○	○
Kabeljau/Dorsch	ε	●	●	●	●
Karpfen	ε	○	●	○	○
Katzenfisch/Wels/Steinbeißer	ε	–	–	○	○
Kaviar	ε	–	–	●	○
Klaffmuscheln/Sandklaffmuscheln	ε	–	–	–	–
Krabben/Taschenkrebse	ε	○	–	–	–
Lachs, geräuchert	ε	–	–	–	–
Lachs, nicht geräuchert	ε	●	●	○	○
Lachsforelle/Silberlachs	ε	○	●	●	●
Mahimahi	ε	○	○	●	●
Makrele	ε	●	●	●	●
Meeresschnecken/Strandschnecken	ε	–	–	–	–
Miesmuscheln	ε	○	–	–	○
Picarel (kleiner Hecht)	ε	○	●	●	●
Porgy (nordamerikanische Brasse)	ε	○	○	●	●
Regenbogenforelle	ε	●	●	○	○
Renke/Blaufelchen	ε	●	●	○	○
Rotbarsch/Goldbarsch	ε	○	○	●	●
Roter Schnapper	ε	●	●	○	●
Rotzunge	ε	○	–	○	○
Sandbarsch/Weißbarsch	ε	○	○	○	○
Sardellen/Anchovis/Sprotten	ε	○	–	–	–
Sardine	ε	●	●	●	●

NAHRUNGSMITTELÜBERSICHT FÜR ALLE BLUTGRUPPEN

● Vorteilhaft ○ Akzeptabel — Vermeiden

Blutgruppen		O	A	B	AB
Fische, Krusten- und Schalentiere					
Schellfisch	ℰ	○	—	●	—
Schildkröte	ℰ	○	—	—	—
Schnapper	ℰ	○	○	○	○
Schwertfisch	ℰ	●	○	○	○
Seehecht/Hechtdorsch	ℰ	●	—	●	●
Seeohr/Abalone	ℰ	○	○	○	○
Seeteufel	ℰ	○	●	●	●
Seezunge	ℰ	●	—	●	—
Segelfisch/Speerfisch	ℰ	○	○	○	●
Silberbarsch/Adlerfisch/Umberfisch	ℰ	○	○	○	○
Stint	ℰ	○	○	○	○
Stör	ℰ	●	○	●	●
Streifenbarsch	ℰ	●	—	—	—
Thunfisch, weiß	ℰ	○	○	○	●
Tintenfisch/Kalmar	ℰ	○	—	○	○
Tintenfisch/Krake	ℰ	—	—	—	—
Weinbergschnecken	ℰ	○	●	—	●
Wolfsbarsch/Meerbarsch/Loup de mer	ℰ	○	○	—	—
Wrackbarsch/Königs-Corvina	ℰ	○	○	○	○
Zackenbarsch/Grouper	ℰ	○	●	●	●
Ziegelbarsch (nordamerikanischer Seefisch)	ℰ	●	—	○	○
Käse, Milchprodukte und Eier					
Blauschimmelkäse	ℰ	—	—	—	—
Brie	ℰ	—	—	○	○
Butter	ℰ	○	—	○	—
Buttermilch	ℰ	—	—	○	○
Camembert	ℰ	—	—	○	○
Cheddar	ℰ	—	—	○	○
Colby	ℰ	—	—	○	○
Doppelrahm-Frischkäse	ℰ	—	—	○	○
Edamer	ℰ	—	—	○	○

In kleinen Mengen sind Butter sowie alle gesäuerten Milchprodukte und Weißkäsesorten als trennkostneutral anzusehen

TRENNKOST NACH DER BLUTGRUPPEN-DIÄT

Neufchâtel ist hierzulande ein gereifter Kuhmilchkäse. In den USA wird er häufig als ungereifter Frischkäse verzehrt

NAHRUNGSMITTELÜBERSICHT FÜR ALLE BLUTGRUPPEN

● Vorteilhaft ○ Akzeptabel − Vermeiden Blutgruppen

Käse, Milchprodukte und Eier		0	A	B	AB
Eier	𝓔	○	○	○	○
Emmentaler	𝓔	−	−	○	○
Farmerkäse (gepresster Frischkäse)	𝓔	○	○	●	●
Feta/Schafs- oder Ziegenkäse	𝓔	○	○	●	●
Gouda	𝓔	−	−	○	○
Gruyère/Greyerzer	𝓔	−	−	○	○
Hüttenkäse	𝓔	−	−	●	●
Jarlsberg	𝓔	−	−	○	○
Joghurt (auch Fruchtjoghurt)	𝓔	−	○	●	●
Joghurteis	𝓔	−	−	●	○
Kefir	𝓔	−	○	●	●
Magermilch	𝓔	−	−	●	○
Molke	𝓔	−	○	○	○
Monterey Jack	𝓔	−	−	○	○
Mozzarella	𝓔	○	○	●	●
Munsterkäse	𝓔	−	−	○	○
Neufchâtel	𝓔	−	−	○	○
Parmesan	𝓔	−	−	○	−
Provolone	𝓔	−	−	○	−
Quark	𝓔	−	−	○	○
Ricotta	𝓔	−	○	●	●
Sauerrahm/Schmand	𝓔	−	○	●	●
Schafskäse	𝓔	○	○	●	●
Schmelzkäse	𝓔	−	−	−	−
Schweizer Käse	𝓔	−	−	○	○
Sojaquark/Sojakäse/Tofu	𝓃	○	●	○	○
Sojamilch	𝓃	○	●	○	○
Speiseeis	𝓔	−	−	−	−
String Cheese	𝓔	−	−	−	○
Vollmilch	𝓔	−	−	○	−
Ziegenkäse	𝓔	○	○	●	●
Ziegenmilch	𝓔	−	○	●	●

NAHRUNGSMITTELÜBERSICHT FÜR ALLE BLUTGRUPPEN

● Vorteilhaft   ○ Akzeptabel   — Vermeiden

		O	A	B	AB
Öle und Fette					
Baumwollsaatöl	*n*	—	—	—	—
Butter	*n*	○	—	○	—
Butterschmalz/Ghee (geklärte Butter)	*n*	○	○	○	○
Dorschleberöl/Lebertran	*n*	○	○	○	○
Erdnussöl	*n*	—	○	—	○
Färberdistelöl	*n*	—	—	—	—
Kokosfett	*n*	—	—	—	—
Lein(samen)öl	*n*	●	●	○	○
Maiskeimöl	*n*	—	—	—	—
Olivenöl	*n*	●	●	●	●
Rapsöl	*n*	○	○	—	○
Sesamöl	*n*	○	—	—	—
Sonnenblumenöl	*n*	○	—	—	—
Nüsse und Samen					
Cashewnüsse	*n*	—	—	—	○
Erdnüsse (auch Erdnussbutter)	*n*	—	●	—	●
Esskastanien	*n*	○	○	○	●
Haselnüsse	*n*	○	○	—	—
Hickorynüsse	*n*	○	○	—	○
Kokosnüsse	*n*	—	—	—	—
Kürbiskerne	*n*	●	●	—	—
Macadamianüsse	*n*	○	○	○	○
Mandeln	*n*	○	○	○	○
Mohnsamen	*n*	—	○	—	—
Paranüsse	*n*	—	—	○	○
Pekannüsse	*n*	○	○	○	—
Pinienkerne	*n*	○	○	—	○
Pistazien	*n*	—	—	—	○
Sesamsamen (auch Sesambutter/Tahini)	*n*	○	○	—	—
Sonnenblumenkerne, -mus	*n*	○	○	—	—
Walnüsse	*n*	●	○	○	●

Angebrochenes Leinöl (Leinsamenöl) sollte man innerhalb von zehn bis zwölf Tagen aufbrauchen

Geschälte Nüsse, auch die gesalzenen, sollte man an einem kühlen, dunklen und trockenen Ort oder im Kühlschrank aufbewahren

44

Frisch verarbeitete Hülsenfrüchte, etwa Grüne Bohnen, Dicke Bohnen, Limabohnen, Grüne Erbsen, sind trennkostneutral

Buchweizen ist eigentlich kein Getreide, sondern ein Verwandter vom Rhabarber und Sauerampfer

NAHRUNGSMITTELÜBERSICHT FÜR ALLE BLUTGRUPPEN

● Vorteilhaft   ○ Akzeptabel   – Vermeiden

Blutgruppen		O	A	B	AB
Bohnen und Hülsenfrüchte					
Adzukibohnen	K	●	●	–	–
Augenbohnen	K	●	●	–	–
Berglinsen	K	–	●	–	○
Cannellinibohnen (Argentinische Gartenbohnen)	K	○	○	○	○
Dicke Bohnen/Puff- oder Saubohnen	K	○	○	○	○
Erbsenschoten/Zuckerschoten	n	○	○	○	○
Favabohnen/Kleine Ackerbohnen	K	○	○	○	–
Grüne Bohnen	n	○	●	○	○
Grüne Erbsen	K	○	○	○	○
Grüne Linsen	K	–	●	–	●
Kichererbsen	K	○	–	–	–
Kidneybohnen	K	–	–	●	–
Limabohnen	K	○	–	●	–
Mungbohnen	K	○	●	○	○
Perlbohnen	K	–	–	●	●
Pintobohnen/Wachtelbohnen	K	●	●	–	○
Rote Bohnen	K	○	○	○	●
Rote Linsen	K	–	●	–	○
Schwarze Bohnen	K	○	●	–	–
Sojabohnen	K	○	●	○	●
Stangenbohnen/Brechbohnen	n	○	○	○	○
Weiße Bohnen	K	○	○	○	○
Getreide, Teig- und Backwaren					
Amarant	K	○	●	–	○
Basmatireis	K	○	○	○	●
Buchweizen	K	○	●	–	–
Buchweizen, geröstet/Kascha	K	○	●	–	–
Buchweizennudeln/Sobanudeln	K	–	●	–	–
Bulgur/Weizengrieß	K	–	○	–	–
Cornflakes/Maisflocken	K	–	○	–	–
Couscous/Weizengrieß	K	–	○	–	○

NAHRUNGSMITTELÜBERSICHT FÜR ALLE BLUTGRUPPEN

● Vorteilhaft ○ Akzeptabel – Vermeiden

Getreide, Teig- und Backwaren		0	A	B	AB
Dinkel (Körner)	𝒦	○	○	●	●
Dinkelbrot	𝒦	○	○	○	○
Dinkelmehl	𝒦	○	○	○	○
Essener Brot/Brot aus gekeimtem Weizen	𝒦	●	●	●	●
Gerste	𝒦	○	○	–	○
Gerstenmehl	𝒦	○	○	–	–
Glutenfreies Mehl/Brot	𝒦	○	○	○	○
Glutenhaltiges Mehl/Brot	𝒦	–	○	–	○
Haferflocken	𝒦	–	○	●	●
Haferkleie	𝒦	–	○	●	●
Haferkleiebrot, -gebäck	𝒦	–	○	○	○
Hafermehl, -schrot	𝒦	–	●	●	●
Hartweizen, -brot	𝒦	–	–	–	○
Hartweizengrieß, -mehl	𝒦	–	○	–	○
Hirse, gekocht	𝒦	○	○	●	●
Hirsebrot	𝒦	○	○	●	●
Kamut (ägyptischer Weizen)	𝒦	○	○	–	–
Knäckebrot	𝒦	○	○	–	●
Maismehl	𝒦	–	○	–	–
Maisgebäck, -muffins	𝒦	–	○	–	○
Maisstärke	𝒦	–	○	–	○
Matzen aus Weizen/Fladenbrot	𝒦	–	–	–	○
Mehrkornmischungen	𝒦	–	–	–	○
Naturreis/Brauner Reis	𝒦	○	○	○	●
Nudeln und Pasta aus Hartweizengrieß: Semolina, Spinatnudeln und -pasta	𝒦	–	–	○	○
Puffhirse	𝒦	○	○	●	●
Puffreis	𝒦	○	○	●	●
Pumpernickel	𝒦	–	–	–	○
Quinoa (Reismelde)	𝒦	○	○	○	○
Reisflocken	𝒦	○	○	○	○
Reiskleie	𝒦	○	○	●	●

Das Essener Brot kann man auch getoastet essen

Rohe Getreidekörner enthalten oft mehr Allergene als das verbackene Mehl

Brot aus ge-
keimtem Wei-
zen ist feucht
und weich, es
verdirbt schnell

Wilder Reis ist
nur dem Namen
nach Reis, tat-
sächlich han-
delt es sich um
die Samen eines
Wassergrases

NAHRUNGSMITTELÜBERSICHT FÜR ALLE BLUTGRUPPEN

● Vorteilhaft   ○ Akzeptabel   — Vermeiden   Blutgruppen

		O	A	B	AB
Getreide, Teig- und Backwaren					
Reismehl		○	●	●	●
Reiswaffeln, -gebäck		○	●	●	●
Roggenbrot		○	○	—	●
Roggenkeimbrot		○	○	—	●
Roggenknusperflocken		○	○	—	●
Roggenmehl		○	●	●	●
Sojabrot		○	●	○	●
Topinambur-Pasta		○	●	—	—
Vollreisbrot/Naturreisbrot		○	●	●	●
Weißer Reis		○	○	○	●
Weizenflocken		—	—	—	○
Weizengrieß		—	○	—	○
Weizenkeimbrot		—	●	—	●
Weizenkeime		—	—	—	○
Weizenkeimmehl		—	○	—	●
Weizenkleie		—	—	—	○
Weizenkleiegebäck, -muffins		—	—	—	○
Weizenmehl (Type 405/550)		—	—	○	○
Weizenschrot		—	—	—	○
Weizenvollkornbrot		—	—	—	○
Weizenvollkornmehl		—	—	—	○
Weizenvollkornschrot/Graham		—	○	○	○
Wilder Reis		○	○	—	●
Gemüse					
Abalonepilze		○	○	○	○
Adlerfarnsprossen		○	○	○	○
Alfalfasprossen		—	●	○	●
Artischocken		●	●	—	—
Auberginen		—	—	●	●
Austernpilze		○	○	○	○
Avocados		—	○	—	—

NAHRUNGSMITTELÜBERSICHT FÜR ALLE BLUTGRUPPEN

● Vorteilhaft   ○ Akzeptabel   – Vermeiden

		Blutgruppen			
		O	A	B	AB
Gemüse					
Bambussprossen	*n*	○	○	○	○
Blumenkohl	*n*	–	○	●	●
Brokkoli	*n*	●	●	●	●
Brunnenkresse	*n*	○	○	○	○
Champignons, braun/Egerling/Portobello	*n*	○	○	○	○
Champignons, weiß/Zuchtchampignon	*n*	–	–	○	○
Chicorée	*n*	●	●	○	○
Chilischoten	*n*	○	–	●	–
Chinakohl	*n*	–	–	●	○
Daikon (Rettichart)	*n*	○	○	○	○
Eisbergsalat	*n*	○	○	○	○
Endivien	*n*	○	○	○	○
Enokipilze/Winterrübling	*n*	○	○	○	○
Eskariol/Winterendivie	*n*	●	●	○	○
Esskastanien/Wasserkastanien	*n*	○	○	○	○
Feldsalat	*n*	○	○	○	○
Fenchel	*n*	○	○	○	○
Frühlingszwiebeln	*n*	○	○	○	○
Gartenkürbis	*n*	●	●	–	○
Grüner Blattkohl/Grünkohl	*n*	●	●	●	●
Gurken	*n*	○	○	○	●
Ingwer	*n*	○	○	○	○
Karotten	*n*	○	●	●	○
Kartoffeln	*K*	–	–	○	○
Knoblauch	*n*	●	●	○	●
Kohlrabi	*n*	●	●	○	○
Kopfsalat	*n*	○	○	○	○
Lauch/Porree	*n*	●	●	○	○
Löwenzahn	*n*	●	●	○	●
Mais/Gemüsemais	*n*	–	○	–	–
Maitakepilze	*n*	○	○	○	●
Mangold	*n*	●	●	○	○

Feldsalat steht (noch) nicht in der Originalliste der US-Forscher. Wir haben das dem Baldrian verwandte Gewächs daher in die Kategorie »Akzeptabel« eingereiht

48

Außer Kartoffeln und anderen Knollengewächsen wie Süßkartoffeln, Topinambur und Yamswurzel sind Gemüse trennkostneutral

Algen (Seegemüse) sind im Naturkosthandel getrocknet erhältlich. Sie müssen vor der Zubereitung eingeweicht werden

NAHRUNGSMITTELÜBERSICHT FÜR ALLE BLUTGRUPPEN

● Vorteilhaft   ○ Akzeptabel   – Vermeiden

Gemüse		O	A	B	AB
Meerrettich	n	●	●	○	○
Mungbohnensprossen	n	○	○	–	–
Okra/Hibiskusfrucht	n	●	●	○	○
Oliven, grün	n	○	○	–	–
Oliven, schwarz	n	–	–	–	–
Paksoi/Blätterkohl	n	○	○	○	○
Paprikaschoten, grün	n	○	–	●	–
Paprikaschoten, gelb	n	○	–	●	–
Paprikaschoten, rot	n	●	○	●	○
Pastinaken	n	●	●	●	●
Petersilie	n	●	●	●	●
Radicchio	n	○	○	○	○
Radieschen	n	○	○	–	–
Rettich	n	○	○	–	–
Rettich- und Radieschensprossen	n	○	○	–	–
Römischer Salat	n	●	●	○	○
Rosenkohl	n	–	○	●	○
Rote Kartoffeln	n	–	–	○	○
Rote Rüben/Rote Bete	n	○	○	●	●
Rotkohl	n	–	–	●	●
Rucola	n	○	○	○	○
Schalotten	n	○	○	○	○
Seegemüse/Algen	n	●	○	○	○
Sellerie	n	○	○	○	●
Senfkohlblätter	n	–	●	●	●
Shiitakepilze	n	○	○	●	○
Spargel	n	○	○	○	○
Spinat	n	●	●	○	○
Squash/Gurkenkürbis	n	○	○	○	○
Steckrüben/Kohlrüben	n	○	○	○	○
Süßkartoffeln/Bataten	k	●	–	●	●

NAHRUNGSMITTELÜBERSICHT FÜR ALLE BLUTGRUPPEN

● Vorteilhaft ○ Akzeptabel − Vermeiden Blutgruppen

		O	A	B	AB
Gemüse					
Tomaten	n	○	−	−	○
Topinambur	k	●	●	−	−
Weiße Rüben	n	●	●	○	○
Weißkohl	n	−	−	●	○
Yamswurzel	k	○	−	●	●
Zucchini	n	○	○	○	○
Zuckerschoten	n	○	○	○	○
Zwiebeln	n	●	●	○	○
Obst					
Ananas	n	○	●	●	●
Äpfel	n	○	○	○	○
Aprikosen	n	○	●	○	○
Back- und Dörrpflaumen	n	●	●	○	○
Bananen	n	○	−	●	−
Birnen	n	○	○	○	○
Blaubeeren	n	○	●	○	○
Boysenbeeren	n	○	●	○	○
Brombeeren	n	−	●	○	○
Datteln	n	○	○	○	○
Erdbeeren	n	−	○	○	○
Feigen, frisch und getrocknet	n	●	●	○	●
Granatäpfel	n	○	○	−	−
Grapefruits	n	○	●	○	●
Guaven	n	○	○	○	−
Himbeeren	n	○	○	○	○
Holunderbeeren	n	○	○	○	○
Honigmelonen	n	−	−	○	○
Johannisbeeren, rot und schwarz	n	○	○	○	○
Kakis/Persimonen/Sharonfrüchte	n	○	○	−	−
Kaktusfeigen	n	○	○	−	−
Kantalupemelonen	n	−	−	○	○

Anstelle von Zucker eignen sich auch Datteln, Feigen und Rosinen zum Süßen von Desserts

Die in den Tropen heimische Kochbanane (Musa paradisiaca) heißt auch Gemüsebanane oder Mehlbanane

NAHRUNGSMITTELÜBERSICHT FÜR ALLE BLUTGRUPPEN

● Vorteilhaft ○ Akzeptabel – Vermeiden   Blutgruppen

Obst		0	A	B	AB
Karambolen/Sternfrüchte	𝑛	○	○	–	–
Kirschen	𝑛	○	●	○	●
Kiwis	𝑛	○	○	○	●
Kochbananen	𝑛	–	–	○	○
Kumquats	𝑛	○	○	○	○
Limetten/Limonen	𝑛	○	○	○	○
Loganbeeren	𝑛	○	○	○	●
Lychees/Litschis	𝑛	–	○	○	○
Mandarinen/Tangerinen	𝑛	–	○	○	○
Mangos	𝑛	○	–	○	–
Melonen (außer Kantalupe- und Honigmelonen)	𝑛	○	○	○	○
Nektarinen	𝑛	○	○	○	○
Orangen	𝑛	–	–	○	–
Papayas	𝑛	○	–	●	○
Pfirsiche	𝑛	○	○	○	○
Pflaumen	𝑛	●	●	●	●
Preiselbeeren	𝑛	○	○	●	●
Renekloden	𝑛	●	●	●	●
Rhabarber	𝑛	–	–	–	–
Rosinen	𝑛	○	○	○	○
Stachelbeeren	𝑛	○	○	○	●
Weintrauben (rot und weiß)	𝑛	○	○	●	●
Zitronen	𝑛	○	●	○	●
Zwetschgen	𝑛	●	●	●	●
Säfte					
Ananassaft	𝑛	●	●	●	○
Apfelmost, -cidre	𝑛	–	○	○	○
Apfelsaft	𝑛	–	○	○	○
Aprikosensaft	𝑛	○	●	○	○
Gemüsesaft (aus empfohlenen Gemüsen)	𝑛	○	○	○	○
Grapefruitsaft	𝑛	○	●	○	○

NAHRUNGSMITTELÜBERSICHT FÜR ALLE BLUTGRUPPEN

● Vorteilhaft   ○ Akzeptabel   — Vermeiden   Blutgruppen

		O	A	B	AB
Säfte					
Gurkensaft	n	○	○	○	○
Karottensaft	n	○	●	○	●
Kirschsaft (aus Herzkirschen)	n	●	●	○	●
Kopfkohlsaft	n	—	○	●	●
Orangensaft	n	—	—	○	—
Papayasaft	n	○	—	●	●
Pflaumensaft	n	●	●	○	○
Preiselbeersaft	n	○	○	●	●
Selleriesaft	n	○	●	●	●
Tomatensaft	n	○	—	—	○
Traubensaft	n	○	○	●	●
Zitronensaft (mit Wasser verdünnt)	n	○	●	○	○
Küchenkräuter und Gewürze					
Agar-Agar	n	○	○	○	○
Ahornsirup	n	○	○	○	○
Algenextrakt (Dulse, Kelp)	n	●	○	○	○
Anis	n	○	○	○	—
Apfelessig	n	—	—	○	○
Apfelkraut	n	○	○	○	○
Balsamico-Essig	n	—	—	○	○
Basilikum	n	○	○	○	○
Bergamotte	n	○	○	○	○
Bohnenkraut	n	○	○	○	○
Cayennepfeffer	n	●	—	●	—
Curry	n	●	○	●	●
Dill	n	○	○	○	○
Essig, weiß	n	—	—	○	—
Estragon	n	○	○	○	○
Gelatine	n	○	—	—	—
Gerstenmalz	n	○	●	—	—
Gewürznelke	n	○	○	○	○

Mischen Sie Gemüse- und Obstsäfte möglichst nicht miteinander. Lediglich Karotten- und Apfelsaft vertragen sich mit den meisten Sorten

Vorsichtig dosieren: Cayennepfeffer ist wegen seines hohen Gehalts an Capsain sehr scharf!

TRENNKOST NACH DER BLUTGRUPPEN-DIÄT

Achten Sie beim Kauf von Karob auf die biologische Qualität. Das Kakao-Ersatzpulver wird in manchen Erzeugerländern mit dem Nervengas Methylbromid behandelt.

Schwarze Pfefferkörner sind grün geerntete und getrocknete Beerenfrüchte der Pfefferpflanze

NAHRUNGSMITTELÜBERSICHT FÜR ALLE BLUTGRUPPEN

● Vorteilhaft   ○ Akzeptabel   – Vermeiden   Blutgruppen

Küchenkräuter und Gewürze

		O	A	B	AB
Honig	𝓃	○	○	○	○
Ingwer	𝓃	○	●	●	○
Johannisbrotkernmehl/Karob/Carob	𝓃	●	○	○	○
Kakaopulver/Schokolade	𝓃	○	○	○	○
Kapern	𝓃	–	–	○	–
Kardamom	𝓃	○	○	○	○
Kerbel	𝓃	○	○	○	○
Knoblauch (getrocknet, gemahlen)	𝓃	○	●	○	●
Koriander	𝓃	○	○	○	○
Kreuzkümmel	𝓃	○	○	○	○
Kümmel	𝓃	○	○	○	○
Kurkuma/Gelbwurz	𝓃	●	○	○	○
Lorbeerblätter	𝓃	○	○	○	○
Maissirup, -stärke	𝓃	–	○	–	–
Majoran	𝓃	○	○	○	○
Mandelextrakt	𝓃	○	○	–	–
Mayonnaise, fettarm	𝓃	–	–	○	○
Meerrettich	𝓃	○	○	●	●
Minze/Pfefferminze (frisch)	𝓃	○	○	○	○
Miso/Sojapaste	𝓃	○	●	○	●
Mixed Pickles/Relish	𝓃	–	–	○	–
Muskat	𝓃	–	○	○	○
Naturreis-Sirup	𝓃	○	○	○	○
Oregano	𝓃	○	○	○	○
Paprikapulver	𝓃	○	○	○	○
Petersilie, getrocknet	𝓃	●	○	●	●
Pfefferflocken, rot/Chilipfeffer	𝓃	○	–	○	–
Pfefferkörner	𝓃	○	–	○	–
Pfefferpulver, schwarz und weiß	𝓃	–	–	–	–
Pfeilwurzstärke	𝓃	○	○	○	○
Piment/Nelkenpfeffer	𝓃	○	○	○	○

NAHRUNGSMITTELÜBERSICHT FÜR ALLE BLUTGRUPPEN

● Vorteilhaft ○ Akzeptabel – Vermeiden Blutgruppen

		O	A	B	AB
Küchenkräuter und Gewürze					
Rosmarin	𝑛	○	○	○	○
Safran	𝑛	○	○	○	○
Salatsauce (siehe Seite 75/76)	𝑛	○	○	○	○
Salbei	𝑛	○	○	○	○
Salz	𝑛	○	○	○	○
Schnittlauch	𝑛	○	○	○	○
Senf (auch Senfpulver)	𝑛	○	●	○	○
Tamari/Sojasauce	𝑛	○	●	○	○
Tamarindenpaste	𝑛	○	○	○	○
Tapiokastärke	𝑛	○	○	–	–
Thymian	𝑛	○	○	○	○
Tomatenketchup	𝑛	–	–	–	–
Vanille	𝑛	–	○	○	○
Weinessig, rot	𝑛	–	–	○	○
Weinessig, weiß	𝑛	–	–	○	–
Weinstein	𝑛	○	○	○	○
Wintergrünöl	𝑛	○	–	○	○
Worcestersauce	𝑛	○	–	○	–
Zimt	𝑛	–	○	–	○
Zucker, braun und weiß	𝑛	○	○	○	○
Zuckersirup/Melasse	𝑛	○	●	○	○
Kräutertees					
Alfalfa	𝑛	–	●	○	●
Aloe	𝑛	–	●	–	–
Baldrian	𝑛	○	●	○	○
Birkenblätter/Weißbirke	𝑛	○	○	○	○
Bockshornklee	𝑛	●	●	–	–
Eisenkraut	𝑛	○	○	○	○
Enzian	𝑛	–	○	–	–
Erdbeerblatt	𝑛	–	○	○	●
Gelber Ampfer/Krauser Ampfer	𝑛	–	–	○	○

Kritische Diät-
experten
warnen vor
Süßstoff als Zu-
ckerersatz:
Er kann den
Appetit noch
steigern

TRENNKOST NACH DER BLUTGRUPPEN-DIÄT

Grüner Tee wird
wegen seiner
antioxidativen
Eigenschaften
für Blutgruppe
A und AB
sogar als
Heilgetränk
empfohlen

Kräutertees
sind wirksame
Heilmittel, man
sollte sie daher
nach Bedarf,
aber nicht
als reine
Durstlöscher
konsumieren

NAHRUNGSMITTELÜBERSICHT FÜR ALLE BLUTGRUPPEN

● Vorteilhaft　○ Akzeptabel　— Vermeiden　Blutgruppen

Kräutertees

	O	A	B	AB
Ginseng	○	●	●	●
Große Klette	—	●	●	●
Grüner Tee	○	●	○	●
Hagebutten	●	●	●	●
Helmkraut	○	○	—	—
Himbeerblatt	○	○	●	○
Hirtentäschel	—	○	●	—
Holunder	○	○	○	○
Hopfen	●	○	○	—
Huflattich	—	○	○	—
Ingwer	●	●	●	●
Johanniskraut	—	●	○	○
Kamille	○	○	○	●
Kanadische Orangenwurz	—	○	○	○
Katzenminze	○	—	○	○
Königskerze	○	○	—	○
Lindenblüten	●	○	○	○
Löwenzahn	●	●	○	○
Maisgriffel	○	—	—	—
Mariendistel	○	●	○	○
Maulbeere	●	○	○	○
Minze, grüne	○	○	○	○
Petersilie	●	○	●	○
Pfefferminze	●	○	●	○
Rhabarber	—	—	—	—
Rotklee	—	—	—	—
Salbei	○	○	●	○
Sarsaparille	●	○	○	○
Schafgarbe	—	—	—	—
Sennesblätter	—	○	○	—
Sonnenhut/Echinacea	—	●	○	●
Süßholzwurzel	○	○	●	●

NAHRUNGSMITTELÜBERSICHT FÜR ALLE BLUTGRUPPEN

● Vorteilhaft   ○ Akzeptabel   — Vermeiden   **Blutgruppen**

		O	A	B	AB
Kräutertees					
Thymian	𝓃	○	○	○	○
Ulmenrinde	𝓃	●	●	○	○
Vogelmiere	𝓃	●	○	○	○
Weißdorn	𝓃	○	●	○	●
Weißeichenrinde	𝓃	○	○	○	○
Weißer Andorn	𝓃	○	○	○	○
Getränke					
Bier	𝓃	○	—	○	○
Bohnenkaffee (auch koffeinfrei)	𝓃	—	●	○	●
Colagetränke	𝓃	—	—	—	—
Diätlimonade	𝓃	—	—	—	—
Grüner Tee	𝓃	○	●	●	●
Limonade	𝓃	—	—	—	—
Reines Wasser/Quellwasser/Mineralwasser	𝓃	●	●	●	●
Rotwein	𝓃	○	●	○	○
Schwarzer Tee	𝓃	—	—	○	—
Spirituosen	𝓃	—	—	—	—
Tafelwasser	𝓃	○	○	○	○
Weißwein	𝓃	○	○	○	○

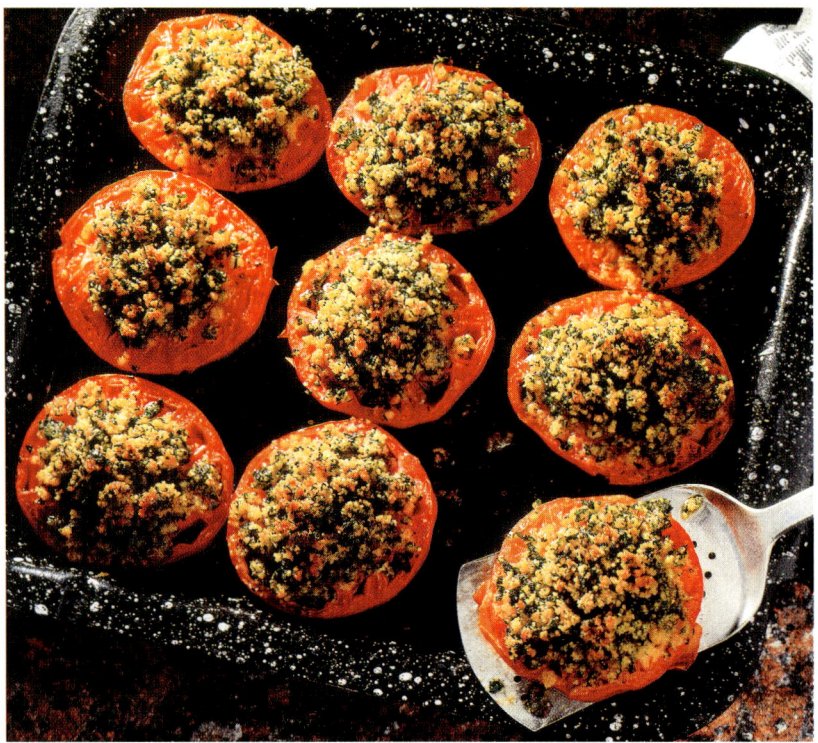

Die besten Rezepte für Blutgruppe 0

Fit in den Tag mit dem richtigen Frühstück

𝒦 Sojaschnitte mit Meerrettichcreme

Zubereitungszeit: 10 Minuten

Die Frühstücks-zutaten sind jeweils für eine Portion angegeben

Zutaten

4 EL zerbröckelter Feta (Schafskäse), 1 TL Sesamöl, 1 TL frisch geriebener Meerrettich, Salz, Piment, 2 Scheiben Sojabrot, 1 Apfel

➤ Feta mit Sesamöl und Meerrettich cremig rühren. Mit Salz und Piment abschmecken. Brotscheiben mit der Creme bestreichen. Den Apfel schälen und vom Kerngehäuse befreien. In dünne Spalten schneiden, das Brot damit fächerförmig belegen.

🍴 Mit Leinsamenöl statt Sesamöl auch für alle anderen Blutgruppen geeignet.

ℰ Omelett mit Egerlingen
Zubereitungszeit: 20 Minuten

Zutaten

1 Tasse Egerlinge, 1 EL gehackte Zwiebeln, 2 EL Butterschmalz, 1 EL fein gehackte Kräuter (Petersilie, Schnittlauch oder Kerbel), 1 TL Sojacreme, 2 Eier, 1 EL Mineralwasser, Salz, Piment, 1 EL Sojamilch, 1 EL frisch geriebener Pecorino (Schafskäse)

➤ Egerlinge säubern, größere in Scheiben schneiden, kleinere halbieren. Zwiebeln in 1 EL Butterschmalz kurz braten, Pilze zufügen und etwa 5 Minuten braten. Kräuter und Sojacreme dazugeben. Alles miteinander verrühren und abgedeckt auf abgeschalteter Platte stehen lassen.

➤ Eier, Wasser, Salz, Piment und Sojamilch verquirlen. 1 EL Butterschmalz in einer Pfanne erhitzen. Die Eimasse hineingeben, bei geringer Hitze von beiden Seiten etwa 3 Minuten backen.

➤ Das Omelett auf einen vorgewärmten Teller gleiten lassen, mit den warmen Egerlingen belegen und zur Mitte hin zuklappen. Mit Pecorino bestreuen.

🍴 Schmeckt auch lecker mit braunen Champignons anstelle von Egerlingen. Auch für alle anderen Blutgruppen geeignet.

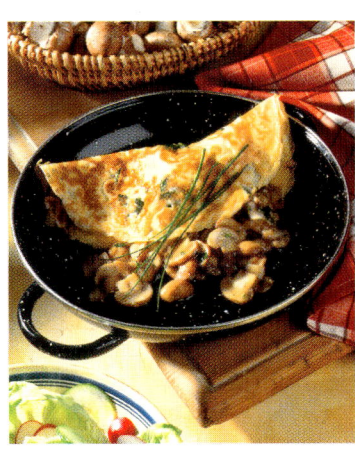

Abkürzungen bei den Rezepten:

TL = Teelöffel,
EL = Esslöffel,
g = Gramm,
kg = Kilogramm,
ml = Milliliter,
l = Liter,
Msp. = Messerspitze

TRENNKOST NACH DER BLUTGRUPPEN-DIÄT

Wenn's mal schnell gehen muss: Eine Scheibe Essener Brot dünn mit Apfelkraut bestreichen und mit Nüssen bestreuen

𝒦 Hirsetoast mit frischen Kräutern
Zubereitungszeit: 5 Minuten

Zutaten

2 Scheiben Hirsetoast, 2 TL Butter, 2 EL fein gehackte Kräuter (Petersilie, Schnittlauch oder Kresse), 2 TL Pinienkerne

➤ Toast mit Butter bestreichen und die Kräuter darüber geben. Leicht andrücken und mit Pinienkernen bestreuen.

🍴 Mit Ricotta anstelle von Butter und Walnüssen anstelle von Pinienkernen auch für alle anderen Blutgruppen geeignet.

ℰ Fischfrikadelle mit Bambussprossen
Zubereitungszeit: 45 Minuten

Zutaten

1 Tasse Bambussprossen, 1 Banane, 1 EL Honig, 100 g Rotbarschfilet, 1 TL Zitronensaft, 2 EL gehackte Zwiebeln, 1 Ei, 2 EL Schnittlauchröllchen, Salz, Piment, 1 EL Butterschmalz

➤ Bambussprossen mit kochendem Wasser übergießen und abtropfen lassen. Banane schälen und in Scheiben schneiden, mit den Bambussprossen mischen. Honig in 1 EL warmem Wasser auflösen und darüber träufeln. Etwa 20 Minuten ziehen lassen.

➤ Inzwischen den Fisch waschen, trockentupfen und mit Zitronensaft beträufeln. Den Fisch mit den Zwiebelstückchen fein zerkleinern. Ei, Schnittlauch, Salz und Piment zugeben und unterrühren. Aus dem Fischteig eine Frikadelle formen, im Butterschmalz von beiden Seiten etwa 10 Minuten goldbraun braten. Mit dem Bambussprossensalat anrichten.

🍴 Auch für alle anderen Blutgruppen geeignet; Bluttyp A und AB sollten die Banane aber durch eine Birne ersetzen.

✗ Quinoa-Müsli mit Feigen
Zubereitungszeit: 25 Minuten

Zutaten

1 Tasse Quinoa-Körner, 2 $^1/_2$ Tassen Wasser, Salz, 2 EL klein geschnittene getrocknete Feigen, 2 EL Sojaquark (Tofu), Honig, 1 EL Hickorynüsse

➤ Quinoa mit Wasser und Salz zum Kochen bringen. Auf kleiner Stufe zugedeckt etwa 15 Minuten köcheln, danach gut 5 Minuten ausquellen lassen. Feigen und Tofu unterrühren, mit Honig abschmecken und mit Hickorynüssen bestreuen.

🍴 Auch für alle anderen Blutgruppen geeignet.

𝓃 Frischkostteller mit Ziegenkäse
Zubereitungszeit: 10–15 Minuten

Zutaten

$^1/_2$ Salatgurke, 1 Fleischtomate, 1 gelbe Paprikaschote, 100 g schnittfester Ziegenkäse, 3 EL Klassisches Salatdressing (Rezept Seite 75)

➤ Gurke und Tomate in Scheiben, Paprikaschote und Ziegenkäse in feine Streifen schneiden. Alle Zutaten mit dem Dressing mischen.

🍴 Ohne Tomate auch für Blutgruppe B geeignet.

Die besten Getränke

➤ Reines Wasser, Quellwasser; Grüner Tee
➤ Kräutertees aus Bockshornklee, Hagebutte, Hopfen, Ingwer, Lindenblüten, Löwenzahn, Maulbeere, Petersilie, Pfefferminze, Sarsaparille, Ulmenrinde oder Vogelmiere
➤ Säfte aus Ananas, Süßkirsche oder Pflaumen

Als warmes und kaltes Getränk ist der belebende Grüne Tee die erste Wahl

Köstliches für den kleinen Hunger zwischendurch

ℰ Eisbergsalat mit Scampi und Sesam

Zubereitungszeit: 35 Minuten

Zutaten

1 kleiner Eisbergsalat, 4 große Scampi (Langustenschwänze), 1 TL Sonnenblumenöl, frisch gemahlene Pfefferkörner oder Piment, 1 EL Sesamsamen, 8 Minzeblätter, 1 Tasse Brunnen- oder Gartenkresse
Für die Salatsauce: *1 EL Sojasauce, 1 EL Hühnerbrühe, 1 EL Zitronensaft, 4 EL Leinöl, Salz, frisch gemahlene Pfefferkörner oder Piment, 1 – 2 Tropfen Sesamöl*

➤ Eisbergsalat in Streifen schneiden. Für die Sauce Sojasauce mit Hühnerbrühe verrühren, Zitronensaft zufügen und das Leinöl darunter mischen. Mit Salz, Pfeffer/Piment und Sesamöl abschmecken.

➤ Die Krusten der Scampi seitlich aufschneiden und das Fleisch herauslösen. Das letzte Glied des Panzers nicht verwenden. Die Scampi am oberen Ende leicht einschneiden und den Darm herausziehen.

➤ Scampi im Sonnenblumenöl bei schwacher Hitze etwa 3 – 4 Minuten anziehen lassen, bis sie milchig weiß werden. Mit Pfeffer oder Piment bestreuen. Die Sesamsamen in einer trockenen Pfanne bei mittlerer Hitze kurz rösten.

➤ Den Eisbergsalat mit den Minzeblättern und der Hälfte der Sauce vermischen, auf Tellern anrichten. Mit der Kresse und den lauwarmen Scampi garnieren. Mit den gerösteten Sesamsamen bestreuen.

Tipp: Der Salat kann auch mit leicht gebratenen Fischstückchen oder gekochter, in Scheiben geschnittener Hähnchenbrust kombiniert werden.

ℰ Friséesalat mit Knoblauchkrabben
Zubereitungszeit: 20 Minuten

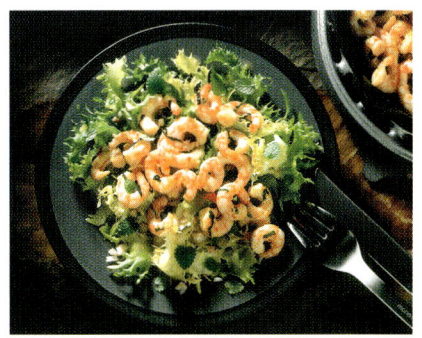

Zutaten
1 kleiner Friséesalat (krause Endivie), 2 Schalotten, fein gehackt, Klassisches Salatdressing (Rezept Seite 75), 1 Tasse Zitronenmelisseblättchen, 3 EL Olivenöl, 4–5 Knoblauchzehen, geschält und durchgepresst, 200 g Krabben (Tiefseegarnelen)

➤ Die gewaschenen Salatblätter klein zupfen, mit den Schalotten in eine Schüssel geben. Mit dem Salatdressing und der Hälfte der Melissenblättchen mischen. Auf vier Teller verteilen.

➤ Im heißen Olivenöl den Knoblauch goldgelb braten. Die Krabben zufügen und bei mittlerer Hitze 6–7 Minuten braten. Die restliche Zitronenmelisse fein hacken und unter die Krabben mischen. Die Krabben auf dem Friséesalat verteilen.

𝓃 Paprikasalat mit Schafskäse
Zubereitungszeit: 20 Minuten

Zutaten
1 Kopfsalat, mundgerecht zerteilt, 2 rote, gelbe oder grüne Paprikaschoten, in Streifen geschnitten, 100 g grüne Oliven, entsteint, 6 kleine Tomaten (ca. 500 g), geviertelt, 200 g Feta (Schafskäse), gewürfelt, 2 kleine Zwiebeln, in Scheiben geschnitten, 1 Salatgurke, in Streifen geschnitten, Klassisches Salatdressing oder Leichte Knoblauchcreme (Rezepte Seite 75 und 76)

➤ Alle Salatzutaten in einer Schüssel locker miteinander vermischen. Die Sauce über dem Salat verteilen.

🍽 Ohne Tomaten und Oliven auch für Blutgruppe B geeignet.

N Leichte Gemüsebrühe

Zubereitungszeit: 15 – 20 Minuten

Zutaten

1 l klare Gemüsebrühe (aus Extrakt), 250 g fein gehacktes Gemüse, z. B. Karotten, Lauch/Porree, Sellerie, Petersilienwurzel, Zuckerschoten (oder Tiefkühlmischung), 1 Knoblauchzehe, geschält und durchgepresst, Salz, frisch gemahlene Pfefferkörner, 2 EL fein geschnittener Schnittlauch

Für Blutgruppe O ist Pfefferpulver out; es können aber frisch gemahlene Pfefferkörner oder rote Pfefferflocken verwendet werden

▶ Brühe erhitzen, Gemüsestückchen und Knoblauch dazugeben, etwa 15 Minuten kochen lassen. Mit Salz und Piment abschmecken. Mit Schnittlauch bestreut servieren.

🍴 Auch für alle anderen Blutgruppen geeignet; Bluttyp A und AB verwenden Piment anstelle von Pfeffer.

E Staudensellerie mit Sardinenpaste

Zubereitungszeit: 10 Minuten

Zutaten

8 Sardinen in Öl, 4 EL Sojacreme, Salz, frisch gemahlene Pfefferkörner, Cayennepfeffer, 2 EL Zitronensaft, 1 Tasse Dillspitzen, 8 Stangen Staudensellerie, 2 Dillzweige

▶ Sardinen abtropfen lassen. Mit der Sojacreme zu einer geschmeidigen Paste verarbeiten. Mit Salz, Pfeffer, Cayennepfeffer und Zitronensaft kräftig abschmecken und den fein gehackten Dill unterheben.

▶ Die Selleriestangen mit der Sardinenpaste bestreichen und mit frisch abgeschnittenen Dillspitzen garnieren. Auf einem Teller oder einer Platte anrichten.

🍴 Auch für alle anderen Blutgruppen geeignet; Bluttyp A und AB verwenden Piment anstelle von Pfeffer.

ℰ Gratinierte Kräutertomaten
Zubereitungszeit: 30 Minuten

Zutaten
4 große Fleischtomaten, 4 Knoblauchzehen, geschält und durchgepresst, 2 Tassen frische Petersilie, 4 EL Sojaquark, 1 Eigelb, 3 EL kaltgepresstes Olivenöl, Salz, frisch gemahlene Pfefferkörner oder Piment, je 1 TL Thymian und Oregano, frisch oder getrocknet

➤ Die Tomaten waschen und in der Mitte quer durchschneiden. Knoblauch, fein gehackte Petersilie und Sojaquark verrühren. Eigelb und Olivenöl unterrühren, sodass eine homogene Masse entsteht. Falls nötig, noch etwas Öl zufügen. Mit Salz, Pfeffer/Piment, Thymian und Oregano abschmecken und gleichmäßig auf den Tomatenhälften verteilen.
➤ Die Tomaten in eine Auflaufform setzen und im Backofen 15–20 Minuten bei 220 °C gratinieren.

🍴 Mit Piment statt Pfeffer auch für Blutgruppe AB geeignet.

ℰ Flambiertes Himbeeromelett
Zubereitungszeit: 25 Minuten

Zutaten
6 Eier, 2 EL Zucker, 1 Prise Salz, 2 EL Butter
***Für die Füllung:** 1 EL Butter, etwas Zucker, 400 g Himbeeren, 6 EL Himbeergeist*

➤ Eier mit Zucker und Salz schaumig schlagen. Die Butter bei schwacher Hitze in einer Pfanne zergehen lassen, die Eimasse hinzufügen und etwa 2 Minuten backen. Sobald das Omelett auf der unteren Seite goldbraun, auf der oberen aber noch weich und leicht flüssig ist, ganz kurz bei 200 °C in den Backofen schieben und aufgehen lassen.

Blutgruppe 0 sollte die Schilddrüsenfunktion mit Jodsalz unterstützen

➤ In der Zwischenzeit die Butter in der Flambierpfanne erhitzen. Den Zucker hinzufügen und goldbraun rösten. Himbeeren und Himbeergeist dazugeben und flambieren.

➤ Das Omelett aus dem Ofen nehmen, mit den flambierten Himbeeren belegen, in der Mitte falten und heiß servieren.

🍴 Mit Butterschmalz statt Butter auch für alle anderen Blutgruppen geeignet.

𝓃 Aprikosensülzchen mit Kiwisauce
Zubereitungszeit: 30 Minuten, Kühlzeit: 2–3 Stunden

Zutaten
6 vollreife Aprikosen, halbiert, 1 Tasse Wasser, 1 Stück unbehandelte Zitronenschale, 1 EL Aprikosengeist, Zucker nach Geschmack, $\frac{1}{2}$ TL Agar-Agar, 2 Kiwis, Honig, 4 Minzezweige

Bitte bei Agar-Agar auf die Mengenangaben des Herstellers achten, da das Dickungsmittel sehr schnell zu gelieren beginnt

➤ Aprikosen mit Wasser und Zitronenschale bei mittlerer Hitze köcheln. Sobald die Fruchthälften zu zerfallen beginnen, mit dem Stabmixer pürieren. Mit Aprikosengeist und Zucker abschmecken, Agar-Agar unter das heiße Fruchtpüree rühren. Die Masse in vier Schälchen füllen, 2–3 Stunden im Kühlschrank erstarren lassen.

➤ Geschälte Kiwis pürieren, nach Geschmack mit Honig süßen. Die Kiwisauce als Spiegel auf Portionsteller gießen und das gestürzte Aprikosengelee in die Mitte setzen. Mit frischer Minze garnieren.

🍴 Für alle anderen Blutgruppen geeignet.

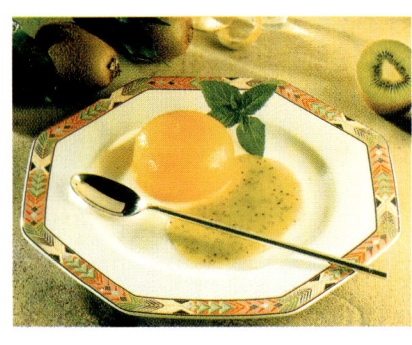

Leckeres und Gesundes zur Hauptmahlzeit

Ɛ Heilbutt mit Salbei
Zubereitungszeit: 15 Minuten, Marinierzeit: 60 Minuten

Zutaten
4 Heilbuttkoteletts (à 200 g), 1–2 Knoblauchzehen, geschält und durch-gepresst, 3 EL Olivenöl, 2 EL Zitronensaft, Salz, frisch gemahlene Pfefferkörner oder Piment, 8 frische Salbeiblätter, 2 EL trockener Wermut

➤ Heilbuttkoteletts waschen und trockentupfen. Knoblauch mit 2 EL Olivenöl, Zitronensaft, Salz und Pfeffer/Piment verrühren und den Fisch damit bestreichen. Die Fischscheiben, mit den Salbeiblättern dazwischen, übereinander legen und mit Klarsichtfolie umhüllt etwa 1 Stunde marinieren.

➤ Die Fischscheiben im restlichen Öl von beiden Seiten jeweils 2 Minuten anbraten, dann die Salbeiblätter hinzufügen.

➤ Heilbuttscheiben herausnehmen und den Bratfond mit dem Wermut ablöschen. Kurz aufkochen lassen und mit den Salbeiblättern über dem Fisch verteilen.

🍴 Auch für Blutgruppe B geeignet.

Ɛ Feldsalat mit Geflügelleber und Wachteleiern
Zubereitungszeit: 40 Minuten

Zutaten
400 g Feldsalat, 200 g Truthahnleber, klein geschnitten, 3 EL Butterschmalz, 1 Knoblauchzehe, geschält und durchgepresst, Salz, frisch gemahlene Pfefferkörner oder Piment, 1 TL gehackter Thymian, Leichte Knoblauchcreme (Rezept Seite 76), 4 Wachteleier

➤ Feldsalat putzen, waschen, trockenschleudern. Die Geflügelleberstückchen in 2 EL heißem Butterschmalz rasch anbraten.

Sobald sie nicht mehr rot sind, mit Knoblauch, Salz, Pfeffer/ Piment, Thymian bestreuen und noch warm über dem Feldsalat verteilen. Knoblauchsauce darüber gießen. Die Wachteleier im restlichen Butterschmalz zu Spiegeleiern braten und leicht salzen. Den Salat in Suppentellern anrichten, mit den Spiegeleiern garnieren.

Tipp: Diesen aromatischen Salat kann man auch mit Löwenzahnblättern zubereiten.

🍴 Mit kleinen Hühnereiern anstelle von Wachteleiern und Piment statt Pfeffer auch für Blutgruppe A geeignet.

Egerlinge mit Rindercarpaccio
Zubereitungszeit: 20 Minuten,
Anfrieren der Rinderfilets: 30 Minuten

Zutaten
400 g zartes, gut abgehangenes Rinderfilet, 4 EL Olivenöl, 4 Tassen Egerlinge, Zitronensaft, 100 g Pecorino (Schafskäse), Salz, frisch gemahlene Pfefferkörner oder Piment

➤ Das Rinderfilet im Tiefkühlfach etwas anfrieren lassen. Danach in hauchdünne Scheiben schneiden und breit schlagen, sodass es papierdünn ist. Auf einer Platte ausbreiten. Mit Olivenöl übergießen und kurz in den Kühlschrank stellen.
➤ Die Egerlinge putzen und in dünne Scheiben schneiden. Sofort mit etwas Zitronensaft beträufeln.
➤ Auf vier Tellern die Fleisch- und Pilzscheiben anrichten, den Pecorino dünn darüber hobeln. Leicht salzen und mit etwas Pfeffer/Piment bestreuen.

🍴 Auch für Blutgruppe B geeignet (kann das Carpaccio auch mit Parmesan bestreuen).

ℰ Kohlrabisuppe mit Bratspätzle
Zubereitungszeit: 45 Minuten

Zutaten
2 mittelgroße Kohlrabi (ca. 300 g), 1 Zwiebel, fein gehackt, 20 g Butterschmalz, Salz, Piment, $3/4$ l Kalbsbrühe (selbst gemacht oder aus Extrakt), $1/4$ l Weißwein

Für die Bratspätzle: *150 g Kalbsbrät, 1 Ei, 1 TL Sojaquark (Tofu), Salz, frisch gemahlene Pfefferkörner oder Piment, 1 TL gehackte Petersilie, etwas abgeriebene Schale von 1 unbehandelten Zitrone*

➤ Die geschälten Kohlrabi in schmale Stifte schneiden, die zarten Blätter aufbewahren. Die Zwiebelstückchen im heißen Butterschmalz glasig braten. Kohlrabistifte dazugeben und kurz anschwitzen. Mit Salz und Piment würzen und mit Brühe und Wein aufgießen. Zugedeckt in etwa 15 Minuten weich kochen.

➤ Für die Bratspätzle das Brät mit dem Ei verrühren, den Sojaquark zufügen und alles zu einem weichen, glatten Teig verrühren. Mit Salz und Pfeffer/Piment würzen und die Petersilie sowie die Zitronenschale hinzufügen.

➤ Die Hälfte der Kohlrabisuppe mit dem Stabmixer pürieren, mit der übrigen Suppe vermischen und erneut erhitzen.

➤ Die Brätmasse durch ein Spätzlesieb in die heiße Suppe streichen und in wenigen Minuten gar ziehen lassen. Mit den fein gehackten Kohlrabiblättern bestreut servieren.

🍴 Auch für Blutgruppe B geeignet.

Aus Sojabohnen werden auch Mehl, Flocken, Öl sowie Creme und Sauce zum Würzen hergestellt

ꓘ Andalusische Gurkenkaltschale

Zubereitungszeit: 30 Minuten, Kühlzeit: 1–2 Stunden

Zutaten

500 g Tomaten, 1 große Salatgurke, 1 grüne Paprikaschote, 1 große Zwiebel, 3 Scheiben Toastbrot vom Vortag (akzeptable Sorten), 1 EL Zitronensaft, 2 Knoblauchzehen, geschält und durchgepresst, 3 EL Olivenöl, Salz

➤ Zwei feste Tomaten beiseite legen. Die restlichen Tomaten blanchieren, häuten und in Stücke schneiden. Die Hälfte der Salatgurke schälen und in Stücke schneiden. Die Hälfte der Paprikaschote ebenfalls in Stücke schneiden. Die Zwiebel schälen und halbieren, eine Hälfte grob hacken.

➤ 2 Toastscheiben in Zitronensaft mit etwas Wasser einweichen. Die Tomaten-, Gurken- und Paprikastückchen mit Zwiebeln und Knoblauch sowie dem Olivenöl im Mixer pürieren, dann

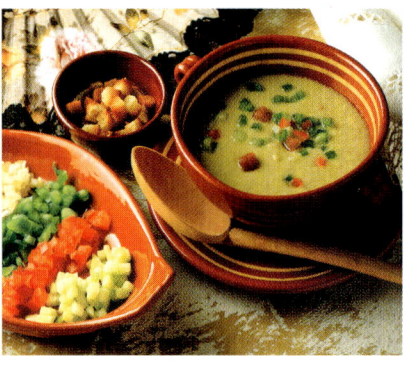

das eingeweichte Toastbrot und $1/4$ l Wasser langsam hinzufügen. Die Masse soll cremig wie eine dünne Mayonnaise sein. Mit Salz abschmecken und 1–2 Stunden in den Kühlschrank stellen.

➤ Die restlichen Tomaten, die Gurken-, Paprika- und Zwiebelhälfte sowie das verbliebene Toastbrot in Würfel schneiden. Auf kleinen Tellern zu der Andalusischen Gurkenkaltschale reichen.

ꓘ Arabische Kichererbsen-Creme

Zubereitungszeit: 90 Minuten, Einweichzeit: 8 Stunden

Zutaten

200 g Kichererbsen, 4 Knoblauchzehen, geschält und durchgepresst, 4 EL Tahin (Sesampaste), 4–8 EL Zitronensaft, je nach Geschmack, Salz, 2 EL Olivenöl

> Die Kichererbsen 8 Stunden oder über Nacht einweichen. In einem Sieb abtropfen lassen. In einen Topf geben und mit frischem Wasser bedeckt etwa 1 Stunde bei mittlerer Hitze weich kochen.
> Die Kichererbsen mit Knoblauch, Tahin, Zitronensaft und Salz im Mixer pürieren. Falls die Creme zu dick ist, etwas Kochwasser darunter mischen.
> Die Creme auf eine flache Platte streichen oder in eine niedrige Schüssel füllen und mit Olivenöl beträufeln.
> Dazu passt Brot aus gekeimtem Weizen oder akzeptable Sorten wie Dinkel, Hirse oder Roggen.

ℰ Zucchini mit Hühner-Krabben-Füllung
Zubereitungszeit: 60 Minuten

Zutaten
4 mittelgroße Zucchini (je ca. 200 g), 2 EL gehackte Zwiebeln, 1 EL Olivenöl, 300 g Hühnerbrustfleisch, 1 EL Dillspitzen, 1 Ei, 1 EL Sojaquark (Tofu), 100 g ausgepulte Krabben, Salz, frisch gemahlene Pfefferkörner oder Piment, 1 TL Currypulver, ein wenig frisch geriebene Ingwerwurzel, Cayennepfeffer, 10 g Butter, 1 Tasse Hühnerfond (aus dem Glas)

> Zucchini längs halbieren und mit einem Löffel aushöhlen, dabei einen schmalen Rand lassen. Das Innere fein hacken. Zwiebelwürfel und Zucchinifleisch im heißen Olivenöl anbraten.
> Den Backofen auf 200 °C vorheizen. Das Hühnerfleisch im Mixer fein pürieren. Mit der angedünsteten Gemüsemischung, Dill, Ei und Sojaquark zu einem geschmeidigen Teig verkneten. Die Krabben untermischen und mit Salz und den Gewürzen herzhaft abschmecken. Die Masse in die ausgehöhlten Zucchini füllen.
> Die gefüllten Hälften nebeneinander in eine gefettete Auflaufform legen, auf die Füllung Butterflöckchen setzen und in etwa 30 Minuten gar backen. Nach 15 Minuten mit dem Hühnerfond begießen.

Küchenfertige Tiefkühlprodukte sind eine gute Möglichkeit, den Bedarf an abwechslungsreicher Kost zu decken

ε Brokkoli mit Kabeljau
Zubereitungszeit: 30 Minuten

Zutaten
800 g Kabeljau, Zitronensaft, Salz, 600 g Brokkoli, frisch oder tiefgekühlt, 50 g Butter, 2 EL gehackte Petersilie, Helles Zwiebeldressing (Rezept Seite 76)

➤ Fisch säubern, in Portionsstücke teilen, mit Zitronensaft beträufeln und mit Salz bestreuen.

➤ Frischen oder aufgetauten Brokkoli in kleine Röschen schneiden, in Salzwasser aufkochen und etwa 7 Minuten bissfest garen. Eiskalt abschrecken und gut abtropfen lassen.

➤ Fischstücke darauf legen, mit Butterflöckchen belegen und mit Petersilie bestreuen. Den Topf schließen und 15 Minuten dünsten.

➤ Fischstücke mit Brokkoli auf Portionstellern anrichten und mit der Sauce übergießen.

🍴 Auch für alle anderen Blutgruppen geeignet; Bluttyp A und AB sollten den Fisch mit Flöckchen aus Butterschmalz belegen.

n Chicoréegratin mit Mozzarella
Zubereitungszeit: 40 Minuten

Zutaten
8 Chicorée (à 150 g), Salz, 4 Fleischtomaten, 1 Tasse frisches Basilikum, 200 g Mozzarella, 20 g Butterschmalz für die Form, Piment

➤ Chicorée putzen, waschen und am unteren Ende den bitteren Strunk kegelförmig herausschneiden. Chicorée etwa 8 Minuten in kochendem Salzwasser vorgaren.

➤ Den Backofen auf 220 °C vorheizen. Die Tomaten blanchieren, häuten, in kleine Stücke schneiden. Basilikumblätter feinstreifig schneiden. Mozzarella in kleine Würfel schneiden.

➤ Chicorée mit dem Schaumlöffel aus dem Wasser heben, abtropfen lassen und nebeneinander in eine gefettete Form legen. Mit Tomaten, Basilikum und Mozzarella bedecken und mit Salz und Piment würzen.
➤ Das Gratin auf der oberen Schiene des Backofens 15–20 Minuten goldbraun überbacken.

🍴 Auch für Blutgruppe AB geeignet.

ℰ Makrelenfilets mit Zwiebelcreme
Zubereitungszeit: 45 Minuten

Zutaten
500 g Gemüsezwiebeln, grob gehackt, 4 EL Olivenöl, 4 EL Weißwein, 1 TL mildes Currypulver, Cayennepfeffer, Salz, Piment, 800 g Makrelenfilets, 2 EL Sojacreme, 2 EL Zitronensaft

➤ Die Zwiebelwürfel in einer Pfanne in 2 EL heißem Olivenöl anschwitzen. Mit Wein ablöschen und mit Curry, Cayennepfeffer, Salz und Piment würzen. Zugedeckt 10–15 Minuten köcheln lassen.
➤ In der Zwischenzeit die Fischfilets waschen, trockentupfen und mit Salz und Piment würzen. In einer zweiten Pfanne das restliche Öl erhitzen und die Fischfilets darin bei starker Hitze von beiden Seiten etwa 3–4 Minuten anbraten.
➤ Dann die Fische mit der Sojacreme unter die köchelnden Zwiebeln geben und mit Zitronensaft abschmecken. In der offenen Pfanne bei starker Hitze sämig kochen lassen. Dabei ab und zu umrühren.
➤ Die Fischfilets auf einer vorgewärmten Platte anrichten, mit der Zwiebelcreme bestreichen und mit Petersilie bestreut servieren.

Servieren Sie die Makrelenfilets mit einer üppigen Portion grünem Salat

🍴 Auch für alle anderen Blutgruppen geeignet; Bluttyp A und AB sollten jedoch keinen Cayennepfeffer verwenden.

ℰ Budapester Kalbsgulasch
Zubereitungszeit: 60 Minuten

Zutaten
2 kleine rote Paprikaschoten, 250 g Zwiebeln, fein gehackt, 2 EL Olivenöl, 400 g Kalbsgulasch, Salz, Piment, 1 EL Paprikapulver edelsüß, 1 TL gerebelter Majoran, $1/2$ l Fleischbrühe (aus Extrakt), 2 EL Sojacreme, 1 EL gehackte Petersilie

➤ Paprikaschoten halbieren, entkernen, in kleine Würfel schneiden. Zusammen mit den Zwiebelstückchen im heißen Öl einige Minuten bei mittlerer Hitze anschwitzen.

➤ Das Fleisch dazugeben, mit Salz, Piment, Paprikapulver und Majoran würzen, gründlich vermischen und anbraten. Mit Brühe aufgießen und zugedeckt 30 Minuten köcheln lassen.

➤ Zum Schluss Sojacreme untermischen, kurz erhitzen und das Gulasch mit Petersilie bestreuen.

Tipp: Servieren Sie das Kalbsgulasch mit grünem Salat.

🍴 Auch für Blutgruppe B geeignet.

ℰ Hirschkalbfilet mit Pilzen
Zubereitungszeit: 30 Minuten

Sojacreme ist eine cholesterinfreie Alternative zur Sahne. Es gibt sie in Bioläden und Reformhäusern

Zutaten
8 Scheiben Hirschkalbfilet (je 3 cm dick), Salz, frisch gemahlene Pfefferkörner oder Piment, Ingwerpulver, 250 g Pilze (Enoki-, Maitakepilze oder Egerlinge), 1 kleine Zwiebel, 4 EL Butterschmalz, 4 EL Sojacreme, 1 EL gehackte Petersilie

➤ Die Filetscheiben mit Salz, Pfeffer oder Piment und etwas Ingwer einreiben. Die geputzten Pilze in Scheiben schneiden. Die Zwiebel würfeln und in 2 EL Butterschmalz glasig braten. Pilze hinzufügen, kurz erhitzen und mit Sojacreme aufgießen. Einige Minuten köcheln lassen. Mit Salz, Pfeffer oder Piment und etwas Petersilie abschmecken.

➤ Das restliche Butterschmalz in einer Pfanne erhitzen und das Fleisch darin von jeder Seite 3 Minuten braten. Die Hirschkalbfilets mit der Pilz-»Sahne«-Sauce begießen und mit der restlichen Petersilie bestreuen.

🍴 Auch für Blutgruppe B geeignet.

ε Bohnengemüse mit Wildentenbrust
Zubereitungszeit: 60 Minuten

Zutaten
1 kg grüne Bohnen, geputzt, 5 EL Olivenöl, $^1/_4$ l Gemüse- oder Geflügelbrühe (aus Extrakt), 4 EL gehacktes Bohnenkraut, 4 EL fein gehackte Petersilie, 4 Wildentenbrüste (à 180 g), Salz, frisch gemahlene Pfefferkörner oder Piment

➤ Die Bohnen in etwa 3 cm lange Stücke schneiden und in 3 EL erhitztem Olivenöl unter Rühren kurz dünsten. Brühe zugießen, Bohnenkraut und Petersilie zugeben und im geschlossenen Topf etwa 20 Minuten dünsten.

➤ Die Entenbrüste mit der Gabel rundum einstechen, mit Salz und Pfeffer/Piment einreiben. Das restliche Öl in einer Pfanne erhitzen und die Entenbrüste mit der Haut nach unten darin bei schwacher Hitze etwa 15 Minuten braten. Das Fleisch wenden und noch 3 Minuten braten. Danach kurz unter den vorgeheizten Backofengrill legen, bis die Haut knusprig ist.

➤ Das Entenfleisch herausnehmen, kurz ruhen lassen, danach in Scheiben schneiden. Das Bohnengemüse auf vorgewärmte Teller verteilen und mit den Entenscheiben belegen.

⚔ Dinkelspaghetti mit Zucchini und Tomaten

Zubereitungszeit: 30 Minuten

Zutaten

4 kleine Zucchini, 4 vollreife Tomaten, 1 Knoblauchzehe, gehackt, 1 EL gehackte Zwiebel, 1 Stückchen getrocknete Chilischote, 2 EL Olivenöl, Salz, Piment, 200 g Dinkelspaghetti, 6 – 8 Basilikumblätter, fein geschnitten

➤ Zucchini erst in längliche, dann quer in schmale Streifen schneiden. Die Tomaten blanchieren, häuten und das Fruchtfleisch in Würfel schneiden.

➤ In einer hochwandigen Pfanne Knoblauch, Zwiebeln und zerbröselte Chilischote im Olivenöl bei mittlerer Hitze glasig braten. Zucchinistreifen dazugeben, mit Salz und Piment würzen und unter Rühren so langen braten, bis sie leicht geröstet sind.

➤ In der Zwischenzeit die Spaghetti in reichlich Salzwasser bissfest kochen.

➤ Die Tomatenwürfel zu den Zucchini geben und kurz mit anschmoren. Zum Schluss die abgetropften Nudeln in die Pfanne geben und mit dem Gemüse mischen. Noch einmal mit Salz und Piment abschmecken und mit Basilikumstreifchen bestreut servieren.

🍴 Auch für Blutgruppe AB geeignet.

»Universalsaucen« – für alle Blutgruppen

Jede dieser Saucen und Dressings ist trennkostneutral. Sie können sie also problemlos nach eigenem Geschmack mit Gewürzen und Kräutern abwandeln, die für Ihre Blutgruppe bekömmlich sind. Überdies können Sie die Saucen auch mit Speisen kombinieren, die entweder eiweißreich oder kohlenhydratreich sind, so zum Beispiel mit Fisch- und Eiergerichten oder mit Müsli, Nudel- und Kartoffelsalaten.

𝓝 Klassisches Salatdressing

Zutaten

Zitronensaft (Apfel- oder Rotweinessig für Blutgruppe B und AB), Salz, Piment, Zucker, Honig oder Ahornsirup, Öl

Faustregel: Sauce für Blattsalate mit 1 Teil Säure und 2 Teilen Öl der empfohlenen Sorten mischen. Für reine Gemüsesalate nimmt man Säure und Öl zu gleichen Teilen. Und auch das ist wichtig: Stets erst die Gewürze und die Säure mischen, dann das Öl in dünnem Strahl einrühren.

𝓝 Sahnige Kräutersauce

Zutaten

Zitronensaft (Apfelessig für Blutgruppe B und AB), Sauerrahm oder Schmand (Sojacreme oder Sojaquark/Tofu für Blutgruppe 0), Salz, Piment, Zucker oder Honig, Öl, fein gehackte Kräuter, z. B. Basilikum, Dill, Estragon, Kresse, Petersilie, Schnittlauch

Faustregel für die richtige Mischung: 1 Teil Säure und 5 Teile Sauermilch- oder Sojamilcherzeugnis mit den restlichen Zutaten abschmecken und gut verrühren.

𝓝 Leichte Marinade für warme Salate

Zutaten

Heiße Gemüsebrühe (aus Extrakt), Zitronensaft, frisches Basilikum, Knoblauchzehen, geschält und durchgepresst, Salz, Piment

➤ Gemüsebrühe mit etwas Zitronensaft, einigen Basilikumblättchen und Knoblauch im Mixer pürieren, mit Salz und Piment abschmecken. Warm über den Salat gießen.

↗ Helles Zwiebeldressing zu Blatt- und Gemüsesalaten

Zutaten

Sojacreme oder Sojaquark/Tofu (für Blutgruppe A, B und AB auch Sauerrahm), etwas Leinsamen- oder Olivenöl, milder Senf, Zitronensaft (Apfelessig für Blutgruppe B und AB), fein gehackte Zwiebel- oder Schalottenstückchen, Salz, Piment

➤ Reichlich Sojacreme oder Sojaquark (oder Sauerrahm) mit etwas Öl verdünnen und mit den übrigen Zutaten nach Geschmack vermischen.

↗ Leichte Knoblauchcreme

Zutaten

Schmand oder Frischkäse (Sojaquark/Tofu für Blutgruppe 0), Oliven- oder Leinöl, Knoblauchzehen, geschält und durchgepresst, Zitronensaft, Salz, Piment, Mineralwasser

➤ Reichlich Schmand oder Frischkäse (oder Sojaquark) mit den übrigen Zutaten im Mixer mit etwas Mineralwasser zu einer cremigen Sauce verrühren. Als Beilage zu Fisch oder gekochtem Gemüse.

↗ Süße Marinade

Zutaten

Schmand oder Frischkäse (Sojaquark/Tofu für Blutgruppe 0), Fruchtsaft (aus bekömmlichen Sorten), Zitronensaft, Salz, Zucker, Piment

➤ Schmand, Frischkäse oder Sojaquark mit etwas Fruchtsaft verrühren und pikant abschmecken. Über die Salatzutaten gießen und unterheben.

AUCH DAS KÖNNTE IHNEN SCHMECKEN

Rezepte	Blutgruppe
E – Eierküchlein mit Ingwer-Nuss-Marmelade (Seite 78)	A
K – Kräuterbutter-Aufstrich (Seite 79)	A
K – Amarantbrei mit Aprikosen (Seite 79)	A
K – Frühstücksflocken mit Feigencreme (Seite 80)	A
K – Buchweizenbrei mit Mandelsplittern (Seite 80)	A
K – Reiswaffeln mit Obstsalat (Seite 81)	A
E – Eisbergsalat mit Hähnchenbrust (Seite 82)	A
N – Würzige Steckrübensuppe (Seite 83)	A
E – Forellen-Cremesuppe (Seite 84)	A
K – Topinambur-Cremesuppe (Seite 85)	A
K – Spaghetti mit Wildkräutern (Seite 85)	A
N – Mandelmilch mit Schokolade (Seite 86)	A
E – Lauchgratin mit Äpfeln (Seite 88)	A
E – Radieschengemüse mit Seeteufelmedaillons (Seite 88)	A
E – Zucchini-Frittata mit Sonnenblumenkernen (Seite 89)	A
N – Karotten süß-sauer auf Blattspinat (Seite 90)	A
N – Kerniger Kohlrabiauflauf (Seite 91)	A
N – Zuckerschoten und Spargel im Wok (Seite 91)	A
E – Lachsforelle mit Chicoréesalat (Seite 92)	A
E – Renke vom Rost mit Gurkensalat (Seite 93)	A
K – Sprossenrisotto mit Pilzen (Seite 94)	A
E – Spargelzweierlei mit Eiersauce (Seite 94)	A
E – Gekochte Eier mit grüner Sauce (Seite 95)	A
E – Weinbergschnecken in Kräuterbutter (Seite 95)	A
K – Reisflocken mit Ananascreme (Seite 97)	B
K – Hirse mit Weintrauben (Seite 98)	B
N – Essener Brot mit Gurkenquark (Seite 98)	B
N – Frischkäse mit Currybananen (Seite 99)	B
K – Vollreisbrot mit Paprika (Seite 99)	B
E – Thunfischsalat (Seite 100)	B
E – Seehechtkoteletts mit Chinakohl (Seite 106)	B
E – Gebratener Schellfisch mit Brokkoli (Seite 106)	B
E – Kaninchenrücken mit Basilikumsauce (Seite 108)	B
K – Puffreis mit Pflaumen (Seite 113)	AB
K – Müsli aus vorgekeimtem Getreide (Seite 114)	AB
E – Gebackener Schafskäse mit Karottenrohkost (Seite 115)	AB
N – Heißer Obstsalat mit Erdnüssen (Seite 116)	AB
N – Frische Tomatencremesuppe (Seite 116)	AB
N – Blattspinat mit Knoblauchcreme (Seite 117)	AB
K – Sprossensalat (Seite 118)	AB
K – Wildreis mit Zuckerschoten (Seite 118)	AB
N – Exotischer Früchte-Drink (Seite 120)	AB
E – Tomatengemüse mit Lammfilet (Seite 121)	AB
E – Kohlrabigemüse mit Putenbrust (Seite 122)	AB
E – Sojarührei mit Knoblauch und Basilikum (Seite 123)	AB
E – Gratiniertes Rotbarschfilet in Senfrahm (Seite 125)	AB
E – Zünftiger Fischtopf (Seite 125)	AB

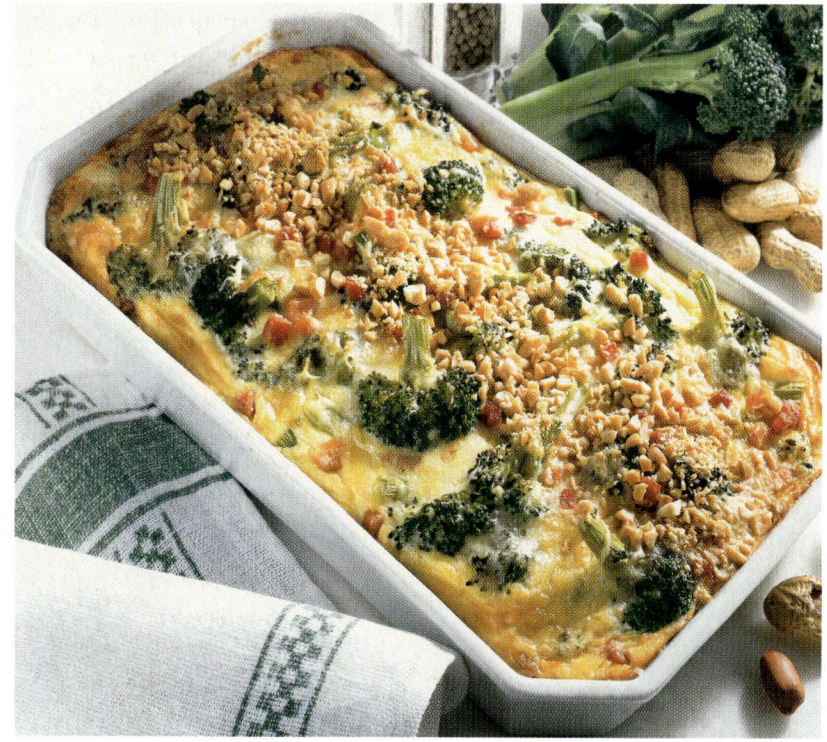

Die besten Rezepte für Blutgruppe A

Fit in den Tag mit dem richtigen Frühstück

Ɛ Eierküchlein mit Ingwer-Nuss-Marmelade

Zubereitungszeit: 10 Minuten

Die Frühstückszutaten sind jeweils für eine Portion angegeben

Zutaten

2 Eier, Salz, 1 EL Mineralwasser, Piment, 1 EL Sojamilch, 2 EL Butterschmalz, Ingwermarmelade, 2 EL Macadamianüsse

➤ Eier, Salz, Wasser, Piment und Sojamilch verquirlen. Butterschmalz in einer Pfanne erhitzen. Die Eimasse hineingeben, bei geringer Hitze von beiden Seiten etwa 3 Minuten backen.
➤ Das Omelett auf einen vorgewärmten Teller gleiten lassen, mit Ingwermarmelade bestreichen und mit Nüssen bestreuen.

🍴 Auch für alle anderen Blutgruppen geeignet.

Kräuterbutter-Aufstrich
Zubereitungszeit: 10 Minuten

Zutaten
1 Zwiebel, fein gehackt, 2 Frühlingszwiebeln, in feine Röllchen geschnitten, 1 Knoblauchzehe, geschält und durchgepresst, 50 g Butterschmalz, 1 Tasse Kräuter der Saison (Dill, Petersilie, Schnittlauch, Kerbel), 150 g Sauerrahmbutter, Salz, Piment

➤ Zwiebeln und Knoblauch im heißen Butterschmalz andünsten. Fein gehackte Kräuter und Sauerrahmbutter dazugeben. Mit Salz und Piment abschmecken. Die Masse in ein Keramikgefäß umfüllen und erkalten lassen.
➤ Reicht als pikanter Aufstrich für mehrere Scheiben Sojabrot und andere bekömmliche Brotsorten.

🍴 Auch für alle anderen Blutgruppen geeignet, wenn Bluttyp A und AB die Sauerrahmbutter durch Butterschmalz ersetzen.

Amarantbrei mit Aprikosen
Zubereitungszeit: 40 Minuten

Zutaten
1 Tasse Amarantkörner, 5 frische Aprikosenhälften, in Stücke geschnitten (oder klein geschnittene Dörraprikosen), 2 EL Kürbiskerne

Trinken Sie morgens noch vor dem ersten Bissen ein Glas warmes Wasser mit Zitrone – das kurbelt die Verdauung an

➤ Amarant mit 2 Tassen Wasser aufkochen, etwa 30 Minuten quellen lassen. Restliches Kochwasser abgießen. Die Aprikosen unter den Amarantbrei rühren und die Kürbiskerne darüber streuen.

🍴 Auch für Blutgruppe 0 geeignet.

🏃 Frühstücksflocken mit Feigencreme
Zubereitungszeit: 5 – 10 Minuten

Zutaten
1 Tasse Sojaquark (Tofu), 1 TL Honig oder Ahornsirup, 2 frische Feigen, in kleine Stücke geschnitten, 2 Tassen Cornflakes

➤ Sojaquark mit Honig und Feigen im Mixer pürieren. Cornflakes in eine Schale geben und die Feigencreme darüber verteilen.

🍴 Mit Puffhirse oder Puffreis anstelle von Cornflakes auch für alle anderen Blutgruppen geeignet.

🏃 Buchweizenbrei mit Mandelsplittern
Zubereitungszeit: 10 Minuten

Zutaten
2 Tassen Sojamilch, 1 TL Sauerrahmbutter, 1 EL Rosinen, 5 EL Buchweizenflocken, 2 Datteln, klein geschnitten, 2 EL Mandelsplitter, 2 EL Honig, 1 Msp. Zimtpulver

➤ Die Sojamilch mit Butter, Rosinen und Buchweizenflocken etwa 3 Minuten kochen. Den Brei in eine Schale geben, Dattelstückchen, Mandelsplitter und Honig unterrühren, Zimt darüber streuen.

🍴 Ohne Zimt auch für Blutgruppe 0 geeignet.

✗ Reiswaffeln mit Obstsalat
Zubereitungszeit: 15 Minuten

Zutaten

1 Tasse Erdbeeren, 1 Kiwi, 1 Birne, 2 Scheiben Ananas, 1 Tasse Schmand, 4 EL Zitronensaft, 1 TL Vanillezucker, kleine Reiswaffeln

➤ Das Obst waschen bzw. schälen und zerkleinern, in eine kleine Schale geben. Schmand mit Zitronensaft und Vanillezucker verrühren, über die Früchte gießen. Mit Reiswaffeln garnieren.

🍴 Auch für alle anderen Blutgruppen geeignet; Blutgruppe 0 sollte jedoch Himbeeren statt Erdbeeren verwenden.

Die besten Getränke

➤ Wasser mit Zitronensaft; Bohnenkaffee mit und ohne Koffein; Grüner Tee
➤ Kräutertees aus Alfalfa, Aloe, Baldrian, Bockshornklee, Ginseng, Großer Klette, Hagebutte, Ingwer, Johanniskraut, Kamille, Mariendistel oder Sonnenhut
➤ Säfte aus Ananas, Aprikose, Grapefruit, Pflaumen sowie aus Karotten oder Sellerie

Mit Mixgetränken aus Obst- oder Gemüsesäften lässt sich der Bedarf an Flüssigkeit und Biostoffen gut ergänzen

Köstliches für den kleinen Hunger zwischendurch

Zwischenmahlzeiten und Hauptgerichte sind jeweils für vier Personen berechnet

ℰ Eisbergsalat mit Hähnchenbrust
Zubereitungszeit: 35 Minuten

Zutaten
1 kleiner Eisbergsalat, 4 Hähnchenbrüste, gekocht, Salz, Piment, 1 EL Sesamsamen, 8 Minzeblätter, 1 Tasse Brunnen- oder Gartenkresse
Für die Sauce: 1 EL Sojasauce, 1 EL Hühnerbrühe, 1 EL Zitronensaft, 4 EL Leinöl, Salz, Piment

➤ Eisbergsalat klein zupfen, Hähnchenbrüste in Streifen schneiden und mit etwas Salz und Piment würzen.

➤ Für die Sauce Sojasauce und Hühnerbrühe verrühren, Zitronensaft zufügen und Leinöl untermischen. Mit Salz und Piment abschmecken.

➤ Die Sesamsamen in einer trockenen Pfanne bei mittlerer Hitze kurz rösten. Den Eisbergsalat mit den Minzeblättern und der Hälfte der Sauce vermischen und anrichten. Mit der Kresse und den Hühnerbruststreifen garnieren. Die restliche Sauce darüber träufeln und mit den gerösteten Sesamsamen bestreuen.

🍴 Auch für Blutgruppe 0 geeignet.

ℰ Fischcocktail mit Gartenkresse
Zubereitungszeit: 25 Minuten

Zutaten
300 g Fischfilet (Barsch, Kabeljau, Makrele, Renke oder Seeteufel), 1 TL Olivenöl, 1 Tasse Gartenkresse, 2 EL Sojacreme, 4 EL Schmand, 1 EL Cognac, 1 TL frische Dillspitzen, Salz, Piment

➤ Die Fischfilets quer in 1 cm breite Streifen schneiden. Auf den mit Olivenöl bestrichenen Siebeinsatz des Dampfkochtopfs legen und 2–3 Minuten über Dampf garen.

➤ Hohe Gläser mit den gewaschenen Kresseblättchen auslegen, etwas Kresse zurückbehalten. Sojacreme mit Schmand, Cognac und Dill mischen, mit Salz und Piment abschmecken.

➤ Die Fischstreifen auf der Kresse verteilen, die Sauce darüber gießen. Die restliche Kresse fein hacken, die Cocktails damit bestreuen und bis zum Servieren kühl stellen.

🍴 Auch für Blutgruppe B und AB geeignet.

𝑛 Würzige Steckrübensuppe
Zubereitungszeit: 30 Minuten

Zutaten
1 Steckrübe (etwa 1 kg), klein geschnitten, 1 Gemüsezwiebel, fein gehackt, 5 EL Öl, 1 l Gemüsebrühe (aus Extrakt), Salz, Piment, 1 Tasse gerebelter Majoran, 1 Tasse frische Petersilie, 2 kleine Stangen Lauch/Porree, in Röllchen geschnitten

➤ Steckrüben- und Zwiebelstückchen in 5 EL erhitztem Olivenöl leicht anbraten. Mit der Brühe aufgießen, kurz aufkochen und etwa 10 Minuten köcheln lassen.

➤ Mit Salz und Piment abschmecken. Majoran, fein gehackte Petersilie und Lauchröllchen in die Suppe geben und 3–4 Minuten mitköcheln lassen. Die Suppe auf vorgewärmte Teller verteilen.

🍴 Auch für alle anderen Blutgruppen geeignet.

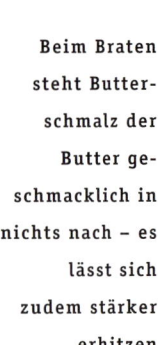

𝓝 Avocado-Oliven-Creme mit Schafskäse

Zubereitungszeit: 20 Minuten

Zutaten

1 Tasse Olivenöl, 2 Eigelb, 4 EL Zitronensaft, 1 vollreife Avocado, 150 g grüne Oliven, entsteint und gehackt, 1 Tasse Basilikumblätter, 2 Knoblauchzehen, geschält und gehackt, Salz, Piment, 4 dünne Scheiben milder Feta (Schafskäse)

➤ Das Öl mit dem Schneebesen unter die Eigelbe schlagen, Zitronensaft zufügen. Die Avocado schälen, halbieren, den Kern entfernen und das Fruchtfleisch pürieren. Das Avocadopüree mit den zerkleinerten Oliven, dem fein gehackten Basilikum und dem Knoblauch unter die schaumige Eiersauce mischen, mit Salz und Piment würzen. Auf jeden Teller eine Scheibe Feta legen und die Avocado-Oliven-Creme darüber verteilen.

Tipp: Verwenden Sie nur ganz frische Eier, um das Risiko einer Keimbelastung auszuschließen.

𝓔 Forellencreme-Suppe

Zubereitungszeit: 20 Minuten

Zutaten

1 Zwiebel, fein gehackt, 1 EL Butterschmalz, 7 geräucherte Forellenfilets (Regenbogenforellen), 200 g Sojacreme, 3/4 l Fischfond (aus dem Glas), Salz, Piment, Zitronensaft, 2 Eigelb, 1 Tasse frische Dillspitzen

Beim Braten steht Butterschmalz der Butter geschmacklich in nichts nach – es lässt sich zudem stärker erhitzen

➤ Die Zwiebelwürfel im Butterschmalz weich dünsten. 6 Forellenfilets in Stücke teilen, mit der Sojacreme im Mixer pürieren.
➤ Das Forellenpüree mit dem Fischfond und den gedünsteten Zwiebeln in einen Topf geben und langsam aufkochen. Bei schwacher Hitze 5 Minuten köcheln lassen. Mit Salz, Piment und Zitronensaft würzen.

➤ Die Eigelbe verquirlen und in die Suppe rühren. Die Suppe mit dem Stabmixer kurz aufschäumen, den fein gehackten Dill einstreuen und die Suppe in große Suppentassen füllen. Mit Stückchen des restlichen Forellenfilets garnieren.

🍴 Auch für alle anderen Blutgruppen geeignet.

🏃 Topinambur-Cremesuppe
Zubereitungszeit: 40 Minuten

Zutaten
500 g Topinamburen (Erdbirnen), 2 EL gehackte Zwiebeln, 2 Tassen klein geschnittenes Suppengrün (Karotten, Sellerie, Frühlingszwiebeln), 1 l Gemüsebrühe (aus Extrakt), Salz, Piment, 1 Tasse Schmand, 1 EL Leinöl oder Olivenöl, 1 EL gehackte Petersilie

➤ Topinamburen schälen, in Würfel schneiden und mit den Zwiebeln und dem Suppengrün in der Gemüsebrühe weich kochen. Die Suppe mit Salz und Piment abschmecken, Schmand und Öl zugeben und mit dem Stabmixer pürieren. Mit Petersilie bestreut anrichten.

🍴 Mit Sojacreme statt Schmand auch für Blutgruppe 0 geeignet.

Der Topinambur (auch Erdbirne genannt) ist eine besonders stärkehaltige, kartoffelähnliche Knolle, der man blutfettsenkende Effekte zuschreibt

🏃 Spaghetti mit Wildkräutern
Zubereitungszeit: 20 Minuten

Zutaten
200 g Buchweizenspaghetti, Salz, 100 g pflückfrische Wildkräuter (Löwenzahn, Vogelmiere, Rucola/Rauke und Gänseblümchen), 20 g Butterschmalz, 1 Schalotte, gehackt, 1 Knoblauchzehe, geschält und gehackt, Salz, Piment, 2 EL frisch geriebener Pecorino (Schafskäse), 3 EL Sonnenblumenkerne, geröstet

TRENNKOST NACH DER BLUTGRUPPEN-DIÄT

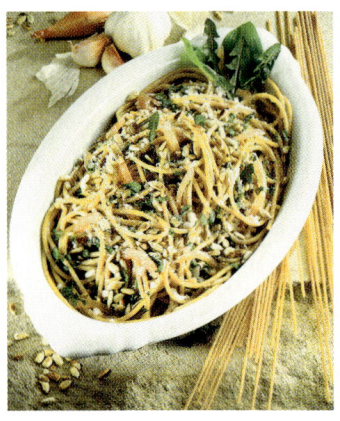

➤ Nudeln in reichlich Salzwasser bissfest kochen. In der Zwischenzeit die Wildkräuter waschen, verlesen und grob hacken.

➤ Das Butterschmalz in einer großen Pfanne erhitzen, Schalotten und Knoblauch darin glasig braten. Die Wildkräuter, etwas Salz und Piment hinzufügen und kurz durchschwenken. Die gut abgetropften Nudeln dazugeben, mit Pecorino bestreuen und alles locker miteinander mischen.

➤ Die Nudeln auf vorgewärmte Teller verteilen und mit gerösteten Sonnenblumenkernen bestreuen.

🍴 Mit Nudeln aus Dinkelmehl auch für Blutgruppe 0 geeignet.

𝓃 »Eisbeer«-Joghurt
Zubereitungszeit: 5 Minuten

Zutaten
4 Tassen Joghurt, 2 Tassen Tiefkühl-Beerenmischung, z. B. Blaubeeren, Boysenbeeren, Brombeeren, 2 EL Honig, ausgeschabtes Mark von 2 Vanilleschoten

➤ Alle Zutaten bis auf 1 Esslöffel Beeren im Mixer pürieren. In Portionsschälchen füllen, mit den restlichen Beeren garnieren.

🍴 Auch für Blutgruppe B und AB geeignet.

𝓃 Mandelmilch mit Schokolade
Zubereitungszeit: 30 Minuten

Zutaten
400 g Mandelkerne, 4 l Wasser, Salz, 2 – 3 TL Schokoladenpulver, 2 TL Ahornsirup

➤ Die Mandeln mit 2 l kochendem Wasser übergießen und gut 15 Minuten ziehen lassen. Das Wasser abgießen, die Haut von den Mandeln abziehen. Die Mandeln mit 2 l kaltem Wasser und einer Prise Salz im Mixer auf höchster Stufe pürieren. Die Masse durch ein Sieb streichen, die Flüssigkeit in einem Topf auffangen und erhitzen. Schokoladenpulver mit Ahornsirup verrühren und in die heiße Mandelmilch geben.

🍴 Auch für alle anderen Blutgruppen geeignet.

𝓃 Ricottacreme mit Holunderbeeren
Zubereitungszeit: 30 Minuten

Zutaten
Für das Holunderkompott: 1 Tasse Holundersaft, 300 g Holunderbeeren, frisch oder tiefgekühlt, 20 g Fruchtzucker, 1 Likörglas Cassis
Für die Käsecreme: 200 g Ricotta, 4 EL Zitronensaft, 20 g Fruchtzucker, 50 g Walnüsse, gemahlen, 100 g Schmand, 50 g Walnüsse, geröstet

➤ Holundersaft, Holunderbeeren, Fruchtzucker und Cassis in einem hochwandigen Topf einkochen lassen. Anschließend kalt stellen.
➤ Für die Käsecreme Ricotta mit Zitronensaft, Fruchtzucker und den gemahlenen Nüssen verrühren. Den abgetropften Schmand unter die Käsecreme ziehen.
➤ Die Käsecreme in einen Spritzbeutel füllen und die Masse rosettenförmig auf vier Dessertteller spritzen. Mit halbierten gerösteten Walnüssen garnieren und das Holunderkompott dazugeben.

🍴 Auch für Blutgruppe B und AB geeignet.

Holunderbeeren bereiten roh verzehrt den meisten Menschen Verdauungsbeschwerden

Leckeres und Gesundes zur Hauptmahlzeit

ℰ Lauchgratin mit Äpfeln
Zubereitungszeit: 70 Minuten

Zutaten

Schmand, der
löffelfeste,
milde Sauer-
rahm, besitzt
20 bis 24 % Fett

4 Stangen Lauch/Porree, 2 säuerliche Äpfel, 4 EL Oliven- oder Leinöl, Salz, Piment, 200 g Erdnüsse, 200 g Sojaquark (Tofu), 200 g Schmand, 5 Eier, frisch geriebene Muskatnuss, Butterschmalz oder Olivenöl für die Form

➤ Die geputzten Lauchstangen in feine Ringe schneiden. Die Äpfel schälen und grob raspeln. Den Backofen auf 200 °C vorheizen. Die Lauchringe bei mittlerer Hitze im Olivenöl anschwitzen, mit Salz und Piment würzen, die geraspelten Äpfel untermischen.

➤ Die Erdnüsse in einer beschichteten Pfanne ohne Fett rösten. Sojaquark, Schmand und Eier miteinander verrühren und mit Salz, Piment und Muskat würzig abschmecken.

➤ Die Lauch-Apfel-Mischung in eine gefettete Auflaufform schichten, mit Erdnüssen bestreuen und mit der Quark-Eier-Masse begießen. Auf der mittleren Schiene im Backofen 35 – 40 Minuten goldbraun backen.

🍴 Mit kleinen Abwandlungen auch für alle anderen Blutgruppen geeignet: Bluttyp 0 sollte anstelle von Schmand Sojacreme verwenden und die Erdnüsse durch Kürbiskerne ersetzen. Bluttyp B nimmt statt Erdnüssen Mandelsplitter.

ℰ Radieschengemüse mit Seeteufelmedaillons
Zubereitungszeit: 30 Minuten

Zutaten
3 – 4 Tassen Radieschen, 8 Seeteufelmedaillons (Lotte) à 80 g, 4 EL Zitronensaft, Salz, Piment, 3 EL Butterschmalz

➤ Die geputzten und gewaschenen Radieschen halbieren oder vierteln. Von den Blättern einige schöne waschen und beiseite legen.

➤ Die Seeteufelmedaillons waschen, trockentupfen, mit 2 EL Zitronensaft beträufeln, mit Salz und Piment einreiben.

➤ Das Butterschmalz in einer Pfanne mit hohem Rand schmelzen. Radieschen, etwas Salz und Piment hinzufügen und zugedeckt bei mittlerer Hitze 10 Minuten dünsten. Fisch und restlichen Zitronensaft dazugeben. Zugedeckt in 6–8 Minuten bei schwacher Hitze gar ziehen lassen.

➤ Radieschenblätter in Streifen schneiden, kurz vor dem Ende der Garzeit unter die Radieschen mischen. Die Medaillons mit dem Radieschengemüse auf Portionstellern anrichten.

🍴 Auch für Blutgruppe 0 geeignet.

ℰ Zucchini-Frittata mit Sonnenblumenkernen

Zubereitungszeit: 30 Minuten

Zutaten

400 g kleine Zucchini, 2 EL Sonnenblumenkerne, 4 EL Olivenöl, 2 Knoblauchzehen, geschält und durchgepresst, 1 große Zwiebel, gehackt, Salz, Piment, 4 Eier

➤ Die Zucchini (ohne Stängelansatz) in dünne Scheiben schneiden. Die Sonnenblumenkerne in 2 EL Olivenöl kurz anrösten. Den Knoblauch dazugeben, die Zwiebelwürfel und Zucchinischeiben untermischen und bei mittlerer Hitze 7–8 Minuten dünsten, dabei öfter umrühren. Mit Salz und Piment würzen und etwas abkühlen lassen.

➤ Die Eier in einer Schüssel verquirlen. Die gedünsteten Zucchini untermischen. Das restliche Olivenöl in der Pfanne erhitzen und die Mischung hineingeben. Bei milder Hitze stocken lassen, dabei leicht an der Pfanne rütteln, damit nichts ansetzt. Die Frittata vorsichtig mit Hilfe eines Tellers wenden und in weiteren 5 Minuten fertig braten.

➤ Die Frittata aus der Pfanne auf einen Teller gleiten lassen und in Viertel oder Achtel schneiden. Warm oder kalt servieren.

🍴 Auch für alle anderen Blutgruppen geeignet, wenn Bluttyp B und AB die Sonnenblumenkerne durch Mandelstifte ersetzen.

𝓃 Karotten süß-sauer auf Blattspinat
Zubereitungszeit: 30 Minuten

Zutaten
750 g Karotten, Salz, 3 EL Butterschmalz, 3 EL Ahornsirup, 4 EL Zitronensaft, Piment, Kreuzkümmel, 1 Tasse Brunnenkresse, 4 Tassen frische Spinatblätter, 4 EL Kürbiskerne

Kreuzkümmel nur sparsam verwenden. Das Gewürz schmeckt scharf und etwas bitter

➤ Karotten schälen und schräg in etwa 1 cm dicke Scheiben schneiden. Mit Salzwasser bedeckt aufkochen, dann 8 Minuten bei schwacher Hitze kochen lassen. Die Karotten in ein Sieb schütten und abtropfen lassen.

➤ In einer großen Pfanne das Butterschmalz erhitzen. Ahornsirup zufügen und aufwallen lassen. Die Karotten hineingeben und 5 Minuten dünsten. Mit dem Zitronensaft beträufeln und mit Salz, Piment und einer Prise Kreuzkümmel würzen. Zum

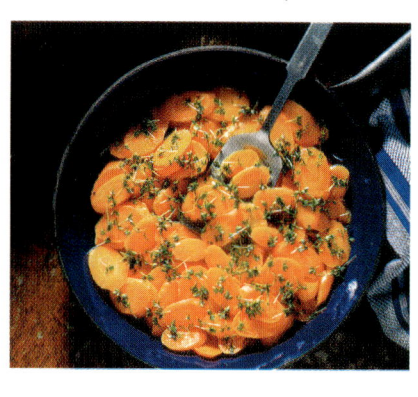

Schluss die frisch gewaschene Kresse direkt über der Pfanne abschneiden. Etwas abkühlen lassen.

➤ Spinatblätter auf einem flachen Teller ausbreiten, Karottengemüse darauf anrichten. Mit Kürbiskernen bestreuen.

🍴 Auch für alle anderen Blutgruppen geeignet, wenn Bluttyp B und AB die Kürbiskerne durch Mandelsplitter ersetzen.

𝓃 Kerniger Kohlrabiauflauf

Zubereitungszeit: 50 Minuten

Zutaten

4 mittelgroße junge Kohlrabi, Salz, 500 g Sojaquark (Tofu), 3 EL frisch geriebener Pecorino (Schafskäse), 1 EL gehackte Petersilie, 2 Eigelb, Piment, 2 Eiweiß, 1 EL Butterschmalz, 4 EL Sonnenblumenkerne

➤ Die geschälten Kohlrabi in hauchdünne Scheiben schneiden und in Salzwasser 2 Minuten blanchieren. Mit dem Schaumlöffel herausheben und abtropfen lassen. Den Backofen vorheizen.

➤ Sojaquark mit 2 EL Pecorino, Petersilie und den Eigelben verrühren. Mit Salz und Piment würzen. Die Eiweiße steif schlagen und locker unter die Quarkmasse mischen.

➤ Eine längliche Auflaufform mit der Hälfte des Butterschmalzes ausstreichen und den Boden mit Kohlrabischeiben schuppenförmig auskleiden. Darauf eine Schicht Quarkmasse verteilen und diese mit Kohlrabischeiben bedecken. So fortfahren, bis alle Zutaten aufgebraucht sind, mit einer Quarkschicht abschließen. Die Oberfläche mit dem restlichen Pecorino und den Sonnenblumenkernen bestreuen und mit Flöckchen des restlichen Butterschmalzes belegen. Den Auflauf in 20–25 Minuten auf der mittleren Schiene des Ofens bei 200 °C goldbraun backen.

🍴 Auch für alle anderen Blutgruppen geeignet; Bluttyp B und AB ersetzen die Sonnenblumenkerne aber durch Mandelsplitter.

𝓃 Zuckerschoten und Spargel im Wok

Zubereitungszeit: 30 Minuten

Zutaten

500 g grüner Spargel, 250 g Zuckerschoten, Salz, 3 EL Oliven- oder Leinöl, 3 EL Sesamsamen, 3 EL Tamari (Sojasauce), 1 Likörglas trockener Sherry, 1 Tasse Brunnenkresse

➤ Vom Spargel das untere Drittel schälen. Die Spargelstangen an den Enden abschneiden, waschen und in 3 cm lange Stücke schneiden. Die Zuckerschoten waschen, an den Enden abknipsen. Erst den Spargel für 3 Minuten in kochendes Salzwasser geben, eiskalt abschrecken und abtropfen lassen. Dann mit den Zuckerschoten ebenso verfahren, diese allerdings nur 1 Minute blanchieren.

➤ Das Öl in einem Wok oder einer breiten Pfanne erhitzen. Den Sesam darin goldgelb rösten, dabei immer wieder umrühren. Spargel und Zuckerschoten zufügen und bei milder Hitze 5 Minuten garen. Tamari und Sherry darüber träufeln. Zuletzt die Kresseblättchen unter das Gemüse mischen.

🍴 Für alle Blutgruppen geeignet; Bluttyp B und AB sollten aber auf den Sesam verzichten.

ℰ Lachsforelle mit Chicoréesalat
Zubereitungszeit: 35 Minuten

Zutaten
4 küchenfertige Lachsforellen (Silberlachs), 8 EL Zitronensaft, Salz, 6 EL Butterschmalz, 1 Tasse frische Petersilie, 3 – 4 Chicorée, Klassisches Salatdressing (Rezept Seite 75), 2 EL Mandelstifte

➤ Die ausgenommenen Lachsforellen waschen und trockentupfen. Mit je 2 EL Zitronensaft beträufeln, innen und außen salzen. Den Backofen auf 200 °C vorheizen.

➤ Das Butterschmalz in einer flachen, feuerfesten Form mit Deckel erhitzen und die gehackte Petersilie darin kurz andünsten. Die Fische in die Petersilienbutter legen, die Form zudecken und die Lachsforellen auf der mittleren Schiene des Ofens etwa 20 Minuten gar dünsten. Ab und zu mit dem Saft begießen.

➤ Die Chicorée halbieren, den Strunk keilförmig herausschneiden. Die Blätter waschen, auf vier flache Portionsteller legen, mit etwas Salatsauce beträufeln. Je eine Lachsforelle darauf legen und mit Mandelstiften bestreuen.

🍴 Auch für alle anderen Blutgruppen geeignet.

E Renke vom Rost mit Gurkensalat
Zubereitungszeit: 35 Minuten, Marinierzeit: 60 Minuten

Zutaten
4 küchenfertige Renken (à 250 g), 2 Knoblauchzehen, geschält, 1 Tasse gemischte Kräuter (Petersilie, Basilikum, Estragon, Dill), 4 EL Zitronensaft, 2 EL Olivenöl, Salz, Piment, 2 Salatgurken, Klassisches Salatdressing (Rezept Seite 75) 1 Tasse frische Dillspitzen, Öl zum Bestreichen

➤ Die Fische waschen und trockentupfen. Für die Marinade die Knoblauchzehen in eine kleine Schüssel pressen, mit den fein gehackten Kräutern, dem Zitronensaft und dem Olivenöl vermischen. Mit Salz und Piment würzen. Die Renken innen und außen mit der Marinade bestreichen (etwas Marinade aufheben), zugedeckt 1 Stunde marinieren.
➤ Die Gurken schälen und in dünne Scheiben schneiden, in einer Schüssel mit etwas Salatsauce und den fein gehackten Dillspitzen mischen.
➤ Den Backofengrill vorheizen. Alufolie mit Öl bestreichen und den Grillrost damit belegen. Die Renken nebeneinander darauf anordnen und auf der mittleren Schiene von einer Seite etwa 6–8 Minuten grillen. Dann die Fische wenden, mit der restlichen Marinade bestreichen und in 5–6 Minuten fertig grillen. Die Renken auf vorgewärmte Teller legen, mit den Dillgurken anrichten.

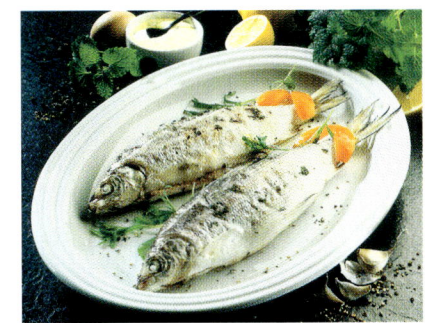

🍴 Dieses Gericht ist auch für alle anderen Blutgruppen geeignet.

✗ Sprossenrisotto mit Pilzen
Zubereitungszeit: 40 Minuten

Zutaten

200 g Egerlinge, 2 Frühlingszwiebeln, fein geschnitten, 2 EL Olivenöl oder Butterschmalz, 200 g Natur-Rundkornreis, 2 TL mildes Currypulver, Salz, 2 EL Sojasauce, $^1/_2$ l Gemüsebrühe (aus Extrakt), 400 g Bambussprossen (aus dem Glas), 2 Tassen gekeimte Sojasprossen, 1 Tasse Koriandergrün oder glatte Petersilie

➤ Die Egerlinge putzen und feinblättrig schneiden. Die Zwiebeln im heißen Öl oder Butterschmalz glasig braten. Die Pilzscheiben dazugeben und mitbraten, dann den Reis zufügen. Mit Curry bestreuen, salzen. Mit Sojasauce und Gemüsebrühe aufgießen, dabei ständig rühren. Zugedeckt gut 15 Minuten kochen lassen.

➤ In der Zwischenzeit die Bambussprossen abspülen, abtropfen lassen und klein schneiden. Mit den Sojakeimlingen zum Reis geben und den Risotto in weiteren 5 Minuten fertig garen. Auf zwei tiefe Teller verteilen und mit den abgezupften Koriander- oder Petersilienblättchen bestreuen.

🍴 Auch für alle anderen Blutgruppen geeignet.

ℰ Spargelzweierlei mit Eiersauce
Zubereitungszeit: 45 Minuten

Zutaten

8 Stangen grüner Spargel, 8 Stangen weißer Spargel, Salz, 1 EL Zucker, 2 EL Butterschmalz, Klassisches Salatdressing oder Leichte Marinade für warme Salate (Rezepte Seite 75), 4 hart gekochte Eier, 2 EL gehackter Kerbel, 1 EL gehackte Petersilie

➤ Spargelstangen schälen, in schwach gesalzenes, kochendes Wasser legen, Zucker und Butterschmalz zugeben. Etwa 20–25 Minuten zugedeckt bissfest kochen. Danach abtropfen lassen. Noch warm auf Portionstellern anrichten.

➤ Die Salatsauce über den Spargel gießen. Die Eier klein hacken und mit den Kräutern über den Spargelsalat streuen.

🍴 Auch für alle anderen Blutgruppen geeignet.

ℰ Gekochte Eier mit grüner Sauce
Zubereitungszeit: 10 Minuten

Zutaten
8 gekochte Eier, 1 Tasse Kräuter der Saison (z.B. Kerbel, Petersilie, Kresse, Schnittlauch), 1 Tasse Schmand, 5 EL Ricotta, 2 EL Zitronensaft, 1 TL Senf, 1 TL Leinsamenöl, Salz, Piment

➤ Die Kräuter mit einem warmen Ei, Schmand, Ricotta, Zitronensaft und Senf im Mixer pürieren. Das Öl tropfenweise zugeben und mit Salz und Piment abschmecken.

➤ Die restlichen Eier halbieren, mit der Sauce übergießen.

🍴 Auch für alle anderen Blutgruppen geeignet; Bluttyp 0 sollte Schmand und Ricotta durch Sojacreme und Sojaquark ersetzen.

ℰ Weinbergschnecken in Kräuterbutter
Zubereitungszeit: 35 Minuten

Zutaten
1 Tasse Fleischbrühe (selbst gemacht oder aus Extrakt), 1 Tasse Rotwein, 4 Dutzend Weinbergschnecken (aus der Dose), 5–6 EL Butterschmalz, 3 EL fein gehackte Petersilie, 1 kleine Zwiebel, fein gehackt, 2 Knoblauchzehen, geschält und durchgepresst, 2 EL Zitronensaft, Salz, Piment

Weinbergschne-
cken enthalten
ein Lektin, das
bei Menschen
mit Blutgruppe
A eine Art
»blutreini-
gende« Wirkung
hat

TRENNKOST NACH DER BLUTGRUPPEN-DIÄT

➤ Fleischbrühe und Wein erhitzen, Schnecken zugeben und kurz aufkochen lassen. Aus dem Sud nehmen, etwas abkühlen lassen und in die Häuschen zurückstecken.

➤ Butterschmalz leicht erwärmen, mit den restlichen Zutaten verrühren, erstarren lassen und ebenfalls in die Schneckenhäuser füllen. Mit der Öffnung nach oben in die Schneckenpfannen legen. Im Backofen erhitzen, bis die Kräuterbutter zu kochen beginnt.

➤ Auf Salatblättern anrichten.

🍴 Auch für Blutgruppe 0 und AB geeignet.

AUCH DAS KÖNNTE IHNEN SCHMECKEN	
Rezepte	**Blutgruppe**
𝒦 – Sojaschnitte mit Meerrettichcreme (Seite 56)	0
𝒦 – Hirsetoast mit frischen Kräutern (Seite 58)	0
𝓔 – Fischfrikadelle mit Bambussprossen (Seite 58)	0
𝒦 – Quinoa-Müsli mit Feigen (Seite 59)	0
𝓝 – Leichte Gemüsebrühe (Seite 62)	0
𝓔 – Staudensellerie mit Sardinenpaste (Seite 62)	0
𝓔 – Flambiertes Himbeeromelett (Seite 63)	0
𝓝 – Aprikosensülzchen mit Kiwisauce (Seite 64)	0
𝓔 – Feldsalat mit Geflügelleber (Seite 65)	0
𝓔 – Brokkoli mit Kabeljau (Seite 70)	0
𝓔 – Makrelenfilets mit Zwiebelcreme (Seite 71)	0
𝒦 – Reisflocken mit Ananascreme (Seite 97)	B
𝒦 – Hirse mit Weintrauben (Seite 98)	B
𝓝 – Essener Brot mit Gurkenquark (Seite 98)	B
𝓝 – Rosenkohlsuppe mit Thymian (Seite 105)	B
𝒦 – Puffreis mit Pflaumen (Seite 113)	AB
𝒦 – Müsli aus vorgekeimtem Getreide (Seite 114)	AB
𝒦 – Röstflocken mit süßen Früchten (Seite 114)	AB
𝓔 – Gebackener Schafskäse mit Karottenrohkost (Seite 115)	AB
𝓝 – Heißer Obstsalat mit Erdnüssen (Seite 116)	AB
𝓝 – Blattspinat mit Knoblauchcreme (Seite 117)	AB
𝒦 – Sprossensalat (Seite 118)	AB
𝒦 – Wildreis mit Zuckerschoten (Seite 118)	AB
𝒦 – Kirschen-Kaltschale (Seite 120)	AB
𝓔 – Mandelpudding (Seite 121)	AB
𝓔 – Kohlrabigemüse mit Putenbrust (Seite 122)	AB
𝓔 – Sojarührei mit Knoblauch und Basilikum (Seite 123)	AB
𝓔 – Gratiniertes Rotbarschfilet in Senfrahm (Seite 125)	AB

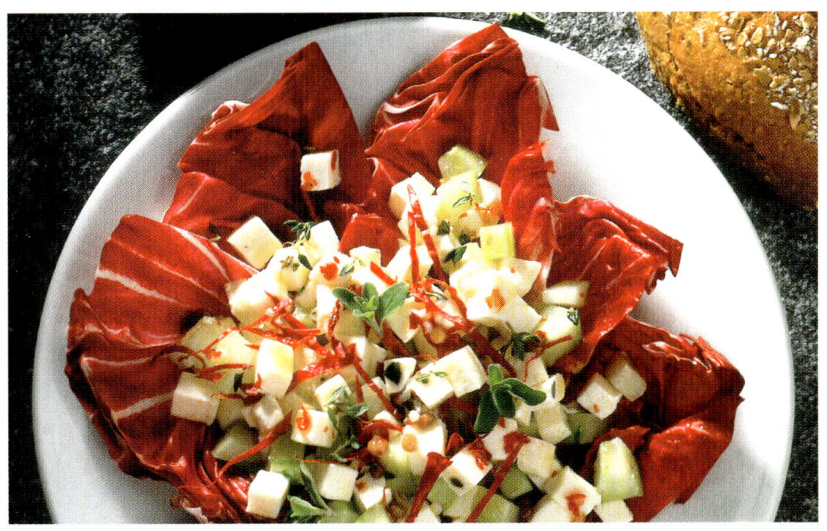

Die besten Rezepte für Blutgruppe B

Fit in den Tag mit dem richtigen Frühstück

𝒦 Reisflocken mit Ananascreme
Zubereitungszeit: 5 – 10 Minuten

Zutaten
2 Scheiben frische Ananas, 2 Tassen Reisflocken, 1 Tasse Ricotta, 1 – 2 TL Honig, 3 EL Walnüsse

➤ Ananas in kleine Stücke schneiden, mit Reisflocken, Ricotta und Honig mischen. Mit Walnusshälften garnieren.

🍴 Auch für alle anderen Blutgruppen geeignet; Bluttyp 0 sollte aber den Ricotta durch Sojaquark ersetzen.

Die Frühstückszutaten sind jeweils für eine Portion angegeben

✗ Haferbrot mit Pflaumenmus
Zubereitungszeit: 5 Minuten

Zutaten

2 Scheiben Haferbrot, 2 EL Hüttenkäse, 2 TL Pflaumenmus

➤ Brot mit Hüttenkäse bestreichen und Tupfer von Pflaumenmus darauf setzen.

🍴 Auch für Blutgruppe AB geeignet.

✗ Hirse mit Weintrauben
Zubereitungszeit: 35 Minuten

Zutaten

3 Tassen Wasser, 1 Tasse Hirse, 1 Tasse kernlose Weintrauben, 3 EL Joghurt, Salz

➤ Wasser und Hirse zum Kochen bringen. Bei geschlossenem Topf und schwacher Hitze etwa 30 Minuten ausquellen lassen.
➤ Weintrauben halbieren, mit dem Joghurt und einer Prise Salz unter die Hirse mischen.

🍴 Auch für alle anderen Blutgruppen geeignet; Bluttyp 0 sollte jedoch Sojacreme oder -quark statt Joghurt verwenden.

𝑛 Essener Brot mit Gurkenquark
Zubereitungszeit: 10 Minuten

Zutaten

1 Tasse Frischkäse, $^{1}/_{2}$ Tasse Schmand, 1 TL Zitronensaft, 1 Knoblauchzehe, geschält und durchgepresst, 2 EL Dillspitzen, fein gehackt, $^{1}/_{2}$ Schlangengurke, geschält und geraspelt, Salz, Piment, Essener Brot

➤ Frischkäse mit Schmand und Zitronensaft cremig rühren. Knoblauch, Dill und Gurken zugeben, mit Salz und Piment abschmecken. Dazu Essener Brot reichen.

Auch für alle anderen Blutgruppen geeignet; Bluttyp 0 und A sollten jedoch Sojaquark statt Frischkäse und Sojacreme statt Schmand verwenden.

Essener Brot ist gut bekömmlich, da sich durch den Keimungsprozess die Inhaltsstoffe des Weizenkorns positiv verändern

N Frischkäse mit Currybananen

Zubereitungszeit: 5 Minuten

Zutaten

1 reife Banane, gut zerdrückt, 2 EL Joghurt, 3 getrocknete Feigen, klein geschnitten, 1 Knoblauchzehe, geschält und durchgepresst, 1 TL Currypulver, 1 Tasse milder Ziegenfrischkäse, Salz, 2 EL Schnittlauchröllchen

➤ Banane mit Joghurt, Feigen, Knoblauch, Curry und Käse mischen. Mit Salz abschmecken und mit Schnittlauch bestreuen.

Mit Sojacreme statt Joghurt auch für Bluttyp 0 geeignet.

K Vollreisbrot mit Paprika

Zubereitungszeit: 5 – 10 Minuten

Zutaten

2 Scheiben Vollreisbrot, 2 TL Butter, 1 Mozzarellakugel, in Scheiben geschnitten, je 1 rote und gelbe Paprikaschote, in dünne Scheiben geschnitten, 1 EL Schnittlauchröllchen

➤ Brot mit Butter bestreichen und mit Mozzarella und Paprika belegen. Mit Schnittlauchröllchen bestreuen.

Auch für Blutgruppe 0 geeignet.

Die besten Getränke

➤ Mineralwasser; Grüner Tee, auch mit Zitrone

➤ Kräutertees aus Ginseng, Großer Klette, Hagebutte, Himbeerblatt, Holunderblüten, Ingwer, Petersilie, Pfefferminze oder Salbei

➤ Säfte aus Ananas, Papaya, Preiselbeeren oder Weintrauben sowie aus Rotkohl oder Weißkohl

Köstliches für den kleinen Hunger zwischendurch

Zwischenmahlzeiten und Hauptgerichte sind jeweils für vier Personen berechnet

n Krautsalat rot-weiß
Zubereitungszeit: 15 Minuten

Zutaten
Je 1 Tasse gehobelter Weiß- und Rotkohl, 4 EL Rotweinessig, Salz, frisch gemahlene Pfefferkörner, Kümmel, 3 EL Leinsamenöl

➤ Den Kohl mit kochendem Wasser übergießen und 10 Minuten ziehen lassen. Das Wasser abgießen. Marinade aus Essig, Gewürzen und Öl zubereiten und mit dem Kraut mischen.

🍴 Auch für Blutgruppe AB geeignet.

E Thunfischsalat
Zubereitungszeit: 15 Minuten

Zutaten
1 rosa Grapefruit, geschält, 1 Zwiebel, 2 Paprikaschoten, 1 Dose Weißer Thunfisch, Zitronensaft, Salz, frisch gemahlene Pfefferkörner, 1 Kopfsalat, Klassisches Salatdressing (Rezept Seite 75), 2 hart gekochte Eier

➤ Grapefruit und Zwiebel in Scheiben schneiden und mit grob gehackten Paprika, abgetropften Thunfischstückchen, Zitronensaft, Salz und Pfeffer vermengen. Auf Salatblättern anrichten, mit dem Dressing beträufeln und mit den gehackten Eiern bestreuen.

Tipp: Statt auf Salatblättern kann der Thunfischsalat besonders dekorativ in bunten Paprikaschoten angerichtet werden.

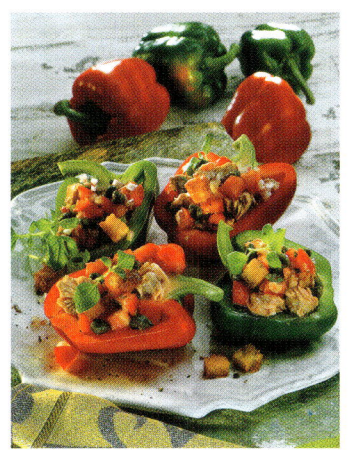

🍴 Auch für Blutgruppe 0 geeignet.

𝓝 Mangoldgemüse mit Balsamico-Essig
Zubereitungszeit: 25 Minuten

Zutaten
750 g Mangold, 2 EL Butterschmalz, 3 Knoblauchzehen, geschält und durchgepresst, Salz, frisch gemahlene Pfefferkörner, Cayennepfeffer, 4 EL Crème fraîche oder Schmand, 2 EL Balsamico-Essig, 1 EL Rotweinessig

Echter Balsamico-Essig wird nicht aus vergorenem Wein, sondern aus eingekochtem Traubensaft hergestellt

➤ Das Grün von den Mangoldstielen streifen und hacken. Stiele in fingerbreite Streifen schneiden und im heißen Butterschmalz zugedeckt 8 Minuten bei schwacher Hitze dünsten. Den Knoblauch und das Mangoldgrün untermischen, salzen, pfeffern und mit einer Prise Cayennepfeffer würzen.

➤ Crème fraîche (oder den Schmand) und Essig zugeben, umrühren und einmal aufwallen lassen.

🍴 Mit Piment anstelle von Pfeffer ist dieses Gericht auch für Blutgruppe AB geeignet.

𝒦 Bohnensuppe mit Zucchini
Zubereitungszeit: 30 Minuten

Zutaten
1 große Zwiebel, gehackt, 2 EL Olivenöl, 2 kleine Dosen (à 400 g) Rote Bohnen (Kidneybohnen), Salz, frisch gemahlene Pfefferkörner, Cayennepfeffer, ³/₄ l Gemüsebrühe (aus Extrakt), Zitronensaft, 250 g kleine Zucchini

▶ Die Zwiebelwürfel im heißen Öl glasig dünsten. Die abgetropften Bohnen dazugeben, mit Salz, Pfeffer und einer Prise Cayennepfeffer würzen. Gemüsebrühe aufgießen, einen Schuss Zitronensaft zugeben und langsam zum Kochen bringen.

▶ Die gewaschenen Zucchini ohne Stängelansatz grob raspeln, unter die Bohnen mischen und weitere 10 Minuten köcheln lassen. Die Suppe nochmals kräftig abschmecken.

Tipp: Mit Dinkelbaguette als Beilage ergibt die Suppe ein kohlenhydratreiches Hauptgericht.

𝓃 Fruchtsalat mit Zitrusfrüchten
Zubereitungszeit: 45 Minuten

Zutaten
2 rosa Grapefruits, 2 Orangen, 6 EL Zucker, 4 Kiwis, 1 Honigmelone, 5 EL Wasser, 2 EL weißer Rum, frische Minzeblätter, 1 EL grob gehackte Macadamianüsse, 8 EL Orangensaft

▶ Die Zitrusfrüchte schälen, Spalten aus den inneren Häuten lösen. Mit 2 EL Zucker vermischt in eine Schüssel schichten. Die geschälten Kiwis in Scheiben schneiden, mit 1 EL Zucker mischen und zu den Zitrusfrüchten geben.

▶ Aus der Melone mit einem Kugelausstecher Fruchtfleischbällchen herausheben. Den restlichen Zucker mit dem Wasser sirupartig einkochen, erkalten lassen und den Rum hinzufügen.

Das Melonenfleisch damit übergießen und ziehen lassen. Mit einem Schaumlöffel aus der Marinade heben und in einer Schüssel mit den anderen Früchten, den Minzeblättern und den gehackten Macadamianüssen mischen.

➤ Den ausgetretenen Fruchtsaft der Zitrusfrüchte und Kiwis mit dem Orangensaft mischen und über den Fruchtsalat geben. Noch einmal ziehen lassen.

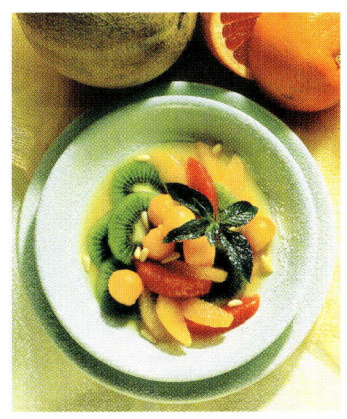

𝓃 Gebackene Bananen mit Joghurteis
Zubereitungszeit: 30 Minuten, Kühlzeit: 60–80 Minuten

Zutaten
2 Tassen Sahnejoghurt, 1 EL Butter, 4 kleine Bananen, 2 EL Zitronensaft, 4 TL Zucker, 2 TL Weinbrand, Kakaopulver

➤ Joghurt in Tiefkühlbehälter füllen und gut 1 Stunde ins Gefrierfach stellen. Eine feuerfeste Form mit Butter bestreichen. Den Backofen auf 220 °C vorheizen.

➤ Die Bananen schälen und der Länge nach halbieren, nebeneinander in die Backform legen. Mit Zitronensaft beträufeln und mit je einem TL Zucker bestreuen. Auf der obersten Schiene des Backofens 5 Minuten backen.

➤ Die gebackenen Bananen mit etwas Weinbrand beträufeln, mit dem halb gefrorenen Joghurt auf Portionstellern anrichten und mit Kakaopulver bestreuen.

Manchen Menschen fehlt ein Enzym, das den Milchzucker im Quark aufspaltet. Joghurt ist hier eine gute Alternative

Leckeres und Gesundes zur Hauptmahlzeit

E Blumenkohl-Soufflé
Zubereitungszeit: 60 Minuten

Zutaten
1 Blumenkohl (ca. 500 g), Salz, 1 TL Butter, frisch gemahlene Pfefferkörner, frisch geriebene Muskatnuss, 1 TL scharfes Currypulver, 80 g frisch geriebener Gruyère, 4 Eigelb, 4 Eiweiß, Butter und Mehl für die Form

➤ Blumenkohl in Salzwasser in 15 – 20 Minuten gar kochen. Die Röschen mit den Stielen ablösen, auf Küchenpapier abtrocknen lassen und im Mixer pürieren. Das Püree in einem Topf erwärmen, die Butter in Flöckchen hinzufügen. Aufkochen lassen und mit den Gewürzen abschmecken. Den geriebenen Käse unter die Blumenkohlmasse rühren. Abkühlen lassen.

➤ Den Backofen auf 200 °C vorheizen. Die Eigelbe nacheinander mit dem Blumenkohlpüree verrühren. Die Eiweiße steif schlagen, ein Fünftel der Eiweißmasse mit der Soufflémasse verrühren, den Rest nur vorsichtig unterheben.

➤ Vier kleine Förmchen mit Butter ausstreichen und mit Mehl bestäuben. Zu zwei Dritteln mit der Soufflémasse füllen. Mit einem Messer zwischen Teig und Form entlangfahren, damit das Soufflé gut aufgeht.

➤ Auf der mittleren Schiene des Backofens in etwa 18 Minuten gar backen. Sofort servieren.

n Lauchcremesuppe
Zubereitungszeit: 60 Minuten

Zutaten
4 mittelgroße Stangen Lauch/Porree, 5 mittelgroße Kartoffeln, 3 EL Butterschmalz, 1 ½ l Fleischbrühe (aus Extrakt), 1 Tasse Sojacreme, Salz, frisch gemahlene Pfefferkörner oder Piment

➤ Den Lauch waschen und in fingerdicke Stücke schneiden. Die Kartoffeln schälen und in Würfel schneiden. Den Lauch im zerlassenen Butterschmalz leicht anrösten. Die Kartoffeln zugeben und weitere 5 Minuten unter Rühren andünsten.

➤ Mit der Fleischbrühe aufgießen und 40 Minuten kochen lassen. Etwas Flüssigkeit abgießen, die restliche Suppe mit dem Stabmixer pürieren. Sojacreme zugeben und mit den Gewürzen herzhaft abschmecken.

🍴 Mit Gemüsebrühe anstelle von Fleischbrühe und Piment statt Pfeffer auch für Blutgruppe AB geeignet.

𝑛 Rosenkohlsuppe mit Thymian
Zubereitungszeit: 25 Minuten

Zutaten
750 g Rosenkohl, 1 Gemüsezwiebel, gehackt, 2 EL Butterschmalz, 1 l Gemüsebrühe (aus Extrakt), Salz, frisch gemahlene Pfefferkörner, frisch geriebene Muskatnuss, 1 Tasse Schmand, 2 EL frischer oder 1 TL getrockneter Thymian

➤ Rosenkohl putzen, waschen und vierteln. Zwiebeln in Butterschmalz glasig dünsten, Rosenkohl und Brühe zugeben, bei milder Hitze 25 Minuten kochen lassen. Dabei gelegentlich umrühren.

➤ Mit dem Schaumlöffel einige Rosenkohlstücke herausnehmen, dann die Suppe mit dem Stabmixer pürieren. Mit Salz, Pfeffer und Muskat würzen und die Hälfte des Schmands unterrühren. Die Rosenkohlstückchen wieder in die Suppe geben, die Suppe in Portionsteller füllen, jeweils einen Klacks Schmand obenauf setzen und Thymian darüber streuen.

🍴 Mit Piment statt Pfeffer auch für die Blutgruppen A und AB geeignet.

Wenn Sie kein frisches Gemüse bekommen: Industriell eingefrorene Ware ist oft nährstoffschonender als im Haushalt möglich verarbeitet

ℰ Seehechtkoteletts mit Chinakohl

Zubereitungszeit: 25 Minuten

Zutaten

4 Seehechtkoteletts (à 250 g), Zitronensaft, Olivenöl, Salz, frisch gemahlene Pfefferkörner, Koriander, $^1/_2$ Chinakohl, 4 – 6 EL Klassisches Salatdressing (Rezept Seite 75), 3 EL kleine Kapern

Zum Grillen oder Braten eignet sich einfaches, raffiniertes Olivenöl oder Butterschmalz. Sie können stark erhitzt werden

▶ Die gewaschenen und abgetrockneten Fischscheiben mit Zitronensaft und Öl einreiben, salzen, pfeffern und mit Koriander würzen. Zugedeckt 10 Minuten ziehen lassen.

▶ Chinakohl putzen, waschen, in feine Streifen schneiden. Die Salatsauce darüber gießen.

▶ Die Fischkoteletts in heißem Olivenöl auf jeder Seite 4 – 5 Minuten braten. Herausnehmen und zugedeckt warm stellen. Die Kapern im verbliebenen Bratfett erhitzen, über die Fischkoteletts streuen. Mit dem Chinakohl auf vorgewärmten Tellern anrichten.

🍴 Ohne Kapern auch für Blutgruppe 0 und AB geeignet.

ℰ Gebratener Schellfisch mit Brokkoli

Zubereitungszeit: 35 Minuten

Zutaten

1 Brokkoli, Salz, 4 Schellfischfilets (à 200 g), Zitronensaft, Piment, 3 EL Olivenöl oder Butterschmalz, 6 – 8 EL Helles Zwiebeldressing (Rezept Seite 76)

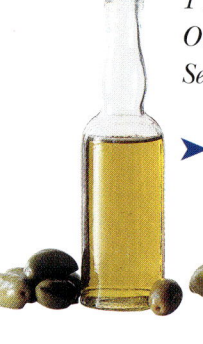

▶ Brokkoli waschen, in Röschen teilen, Stiele schälen und in Scheiben schneiden. In kochendes Salzwasser legen, bei schwacher Hitze etwa 20 Minuten bissfest kochen.

▶ In der Zwischenzeit den Schellfisch waschen, trockentupfen, mit Zitronensaft beträufeln, mit Salz und Piment würzen. Fett in einer beschichteten Pfanne erhitzen und die Fischfilets darin bei starker Hitze von beiden Seiten je 3 – 4 Minuten braten.

➤ Brokkoli auf einem Sieb abtropfen lassen. Fisch mit Brokkoli auf vorgewärmten Tellern anrichten. Den Brokkoli mit würziger Zwiebelsauce beträufeln.

🍴 Auch für Blutgruppe 0 geeignet.

ℰ Hirschpfeffer mit Austernpilzen
Zubereitungszeit: 60 Minuten

Zutaten
600 g Hirschfleisch aus der Schulter, 250 g Austernpilze, 2 EL Olivenöl, 1 Bund Frühlingszwiebeln, fein geschnitten, 6 EL Balsamico-Essig, $^1/_2$ l Wildfond (aus dem Glas), 1 Tasse Crème fraîche, Salz, frisch gemahlene Pfefferkörner, 1 TL Korianderkörner, 1 Tasse Walnusshälften

➤ Das Hirschfleisch in Würfel schneiden. Die geputzten Austernpilze in Streifen schneiden. Fleischwürfel in einem Schmortopf im heißen Öl portionsweise kräftig anbraten. Dann die Hälfte der Frühlingszwiebeln sowie die Austernpilze zum Fleisch in den Topf geben und kurz andünsten.

➤ Alles mit Essig beträufeln, den Wildfond zugießen und die Crème fraîche unterrühren. Aufkochen lassen. Das Ragout mit Salz, Pfeffer und den zerdrückten Korianderkörnern würzen und zugedeckt 40 Minuten schmoren.

➤ Die restlichen Frühlingszwiebeln mit den Walnüssen untermischen und das Gericht nochmals abschmecken.

ℰ Rehgeschnetzeltes mit Shiitakepilzen
Zubereitungszeit: 25 Minuten

Zutaten
4 Rehsteaks (à 180 g), 4 EL Olivenöl, 2 Schalotten, fein gehackt, 400 g Shiitakepilze, 2 Likörgläser Portwein, 250 g Crème double, Salz, frisch gemahlene Pfefferkörner, 1 Prise frisch geriebene Muskatnuss, 1 Frühlingszwiebel, fein geschnitten

➤ Die Rehsteaks quer zur Faser in schmale Streifen schneiden und in einer breiten Pfanne im heißen Öl bei starker Hitze portionsweise kurz und kräftig anbraten. Herausnehmen und zugedeckt beiseite stellen. Die Schalotten in dem verbliebenen Öl glasig dünsten.

➤ Inzwischen die geputzten Pilze in Streifen schneiden, in die Pfanne geben und etwa 8 Minuten dünsten, bis fast alle Flüssigkeit verdampft ist. Mit Portwein ablöschen und fast ganz einkochen lassen. Crème double unterrühren und um ein Drittel einkochen.

➤ Die Sauce mit Salz, Pfeffer und Muskat abschmecken. Das Rehfleisch samt ausgetretenem Fleischsaft sowie die Hälfte der Frühlingszwiebelringe untermischen und erwärmen.

➤ Das Rehgeschnetzelte mit den restlichen Zwiebelröllchen bestreut anrichten.

Tipp: In der gleichen Weise kann man auch Rinderfilet zubereiten.

ℰ Kaninchenrücken mit Basilikumsauce
Zubereitungszeit: 45 Minuten

Zutaten
1 Kaninchenrücken mit 2 Hinterkeulen, Salz, frisch gemahlene Pfefferkörner, 2 EL Butter, 1 Zweig Thymian, 1 EL gehackte Schalotten, 3 EL Weißwein, 6 EL Sahne, 1 Eigelb, 1 Tasse Basilikumblätter

109

➤ Das Fett vom Kaninchenrücken entfernen. Mit Salz und Pfeffer einreiben.

➤ Einen Schmortopf mit Butter ausfetten, Kaninchenrücken und Keulen sowie den Thymianzweig hineinlegen. Zugedeckt bei leichter Hitze 20 Minuten schmoren lassen.

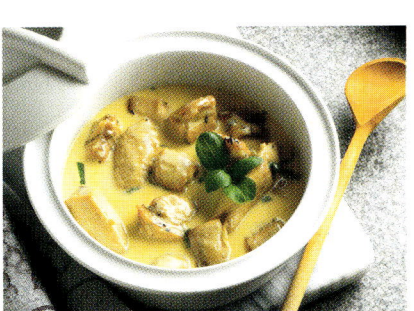

➤ Wenn die Butter zu bräunen anfängt, zwei Esslöffel warmes Wasser hinzufügen und die Hitze etwas zurücknehmen. Sobald das Kaninchen gar ist, herausnehmen, in Alufolie wickeln und warm stellen.

➤ Schalotten und Weißwein in einem Topf bis auf einen Rest von 2–3 Esslöffeln Flüssigkeit einkochen lassen. Die Sahne nach und nach angießen und alles bei schwacher Hitze köcheln lassen. Dann durch ein Sieb in einen kleinen Topf passieren, nochmals erhitzen und vom Herd nehmen. Mit einem Schneebesen das Eigelb unterziehen und die Sauce damit legieren. Mit Salz und Pfeffer abschmecken.

Blutgruppe B kann süße Sahne in kleinen Mengen verzehren

➤ Den Kaninchenrücken auslösen und klein schneiden, mit den Keulen in einer vorgewärmten Terrine anrichten. Vor dem Servieren das streifig geschnittene Basilikum unter die Sauce ziehen und über das Kaninchen geben.

🍴 Mit Sojacreme statt Sahne auch für die Blutgruppen 0 und AB geeignet. Bluttyp AB sollte Pfeffer durch Piment ersetzen.

🏃 Paprikapizza

Zubereitungszeit: 60 Minuten

Zutaten
300 g Hefeteig (Frischteig aus der Kühltheke), 3 rote, gelbe oder grüne Paprikaschoten, 1 große Zwiebel, 2 Knoblauchzehen, geschält und klein gehackt, 2 EL Olivenöl, 1 Zweig Thymian, Salz, frisch gemahlene Pfefferkörner, 1 Mozzarellakugel, 1 TL Balsamico-Essig, 2 TL Oregano, Butterschmalz für das Backblech

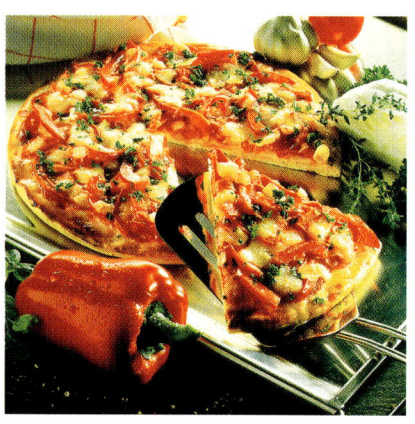

➤ Den Teig auf einem eingefetteten Back-blech ausrollen, den Rand mit den Fingern dicker formen. Den Backofen auf 200 °C vorheizen.

➤ Paprikaschoten und Zwiebel in dünne Scheiben schneiden. Zwiebel mit den Knoblauchstückchen im heißen Öl glasig braten. Paprikastreifen und Thymian zu-geben, unter Rühren anbraten. Salzen und pfeffern und zugedeckt 25–30 Minuten köcheln lassen.

➤ Den Teigboden gleichmäßig mit der Paprikamasse bedecken und mit Mozzarellastreifchen belegen. Den Essig darüber träu-feln. Die Pizza auf der mittleren Schiene des Backofens in etwa 20 Minuten gar backen. Mit gehacktem Oregano bestreuen.

Tipp: Die Pizza kann auch kalt zu Salat gegessen werden.

🍴 Mit Piment statt Pfeffer auch für Blutgruppe AB geeignet.

ℰ Mascarpone-Soufflé mit warmen Birnen

Mascarpone
ist ein
italienischer
Doppelrahm-
Frischkäse.
Er wird aus
frischer Sahne
hergestellt und
ungereift
verkauft

Zubereitungszeit: 60 Minuten

Zutaten

1 EL Sojaquark (Tofu), 3 EL Mascarpone, 2 Eigelb, 1 EL flüssiger Honig, Schale und Saft von 1 unbehandelten Zitrone, 3 Eiweiß, 1 EL Fruchtzu-cker, Butterschmalz für die Förmchen
Für das Birnenkompott: *1 Tasse Weißwein, 1 Likörglas Birnengeist, aus-geschabtes Mark von 1 Vanilleschote, 2 aromatische Birnen*

➤ Den Backofen auf 200 °C vorheizen und einen großen, flachen Topf zwei Fingerbreit mit Wasser gefüllt auf die mittlere Schiene stellen.

➤ Sojaquark mit Mascarpone, Eigelben, Honig, Zitronenschale und -saft im Mixer zu einer glatten Creme verarbeiten. Die Eiweiße zu steifem Schnee schlagen, dabei den Fruchtzucker einrieseln lassen. Den Eischnee unter die Mascarponecreme ziehen. Vier Timbaleförmchen einfetten und zu zwei Dritteln mit der Soufflémasse füllen. 15–20 Minuten im Wasserbad im Backofen ziehen lassen.

➤ Für das Kompott Weißwein, Birnengeist und Vanillemark aufkochen. Die geschälten Birnen entkernen, in Achtel schneiden und kurz in den warmen Sud legen. Herausnehmen und fächerartig auf Portionsteller verteilen. Mit etwas Sud beträufeln und die Soufflés in die Mitte stürzen.

🍴 Auch für Blutgruppe AB geeignet.

𝒦 Kartoffelpfanne mit Auberginen
Zubereitungszeit: 50 Minuten

Zutaten
700 g Auberginen, Salz, 700 g Kartoffeln, 3 Zwiebeln, fein gehackt, 3 EL Butterschmalz, frisch gemahlene Pfefferkörner, 1 Knoblauchzehe, 6 EL zerbröckelter Feta (Schafskäse), 1 TL Rosmarin, 1 Tasse frische Petersilie

➤ Die Auberginen vom Stängelansatz befreien, in Scheiben schneiden, mit Salz bestreuen und 15 Minuten ziehen lassen. Abtupfen. Kartoffeln schälen und in Scheiben schneiden. Zusammen mit den Zwiebelstückchen in das heiße Butterschmalz geben, salzen und pfeffern und etwa 15 Minuten braten.

➤ Nach 10 Minuten die Auberginenscheiben und den gehackten Knoblauch zufügen. Den Schafskäse mit Salz, Pfeffer und Rosmarin würzen und über das Gemüse bröseln. Mit fein gehackter Petersilie bestreuen.

🍴 Mit Piment statt Pfeffer auch für Blutgruppe AB geeignet.

112

AUCH DAS KÖNNTE IHNEN SCHMECKEN

Rezepte	Blutgruppe
𝒦 – Sojaschnitte mit Meerrettichcreme (Seite 56)	0
𝒦 – Hirsetoast mit frischen Kräutern (Seite 58)	0
𝓔 – Fischfrikadelle mit Bambussprossen (Seite 58)	0
𝒦 – Quinoa-Müsli mit Feigen (Seite 59)	0
𝓝 – Frischkostteller mit Ziegenkäse (Seite 59)	0
𝓝 – Paprikasalat mit Schafskäse (Seite 61)	0
𝓝 – Leichte Gemüsebrühe (Seite 62)	0
𝓔 – Flambiertes Himbeeromelett (Seite 63)	0
𝓝 – Aprikosensülzchen mit Kiwisauce (Seite 64)	0
𝓔 – Heilbutt mit Salbei (Seite 65)	0
𝓔 – Egerlinge mit Rindercarpaccio (Seite 66)	0
𝓔 – Kohlrabisuppe mit Bratspätzle (Seite 67)	0
𝓔 – Brokkoli mit Kabeljau (Seite 70)	0
𝓔 – Makrelenfilets mit Zwiebelcreme (Seite 71)	0
𝓔 – Budapester Kalbsgulasch (Seite 72)	0
𝓔 – Hirschkalbfilet mit Pilzen (Seite 72)	0
𝓔 – Eierküchlein mit Ingwer-Nuss-Marmelade (Seite 78)	A
𝒦 – Kräuterbutter-Aufstrich (Seite 79)	A
𝒦 – Frühstücksflocken mit Feigencreme (Seite 80)	A
𝒦 – Reiswaffeln mit Obstsalat (Seite 81)	A
𝓔 – Fischcocktail mit Gartenkresse (Seite 82)	A
𝓝 – Würzige Steckrübensuppe (Seite 83)	A
𝓔 – Forellen-Cremesuppe (Seite 84)	A
𝓝 – »Eisbeer«-Joghurt (Seite 86)	A
𝓝 – Mandelmilch mit Schokolade (Seite 86)	A
𝓝 – Ricottacreme mit Holunderbeeren (Seite 87)	A
𝓔 – Lauchgratin mit Äpfeln (Seite 88)	A
𝓔 – Zucchini-Frittata mit Sonnenblumenkernen (Seite 89)	A
𝓝 – Karotten süß-sauer auf Blattspinat (Seite 90)	A
𝓝 – Kerniger Kohlrabiauflauf (Seite 91)	A
𝓝 – Zuckerschoten und Spargel im Wok (Seite 91)	A
𝓔 – Lachsforelle mit Chicoréesalat (Seite 92)	A
𝓔 – Renke vom Rost mit Gurkensalat (Seite 93)	A
𝒦 – Sprossenrisotto mit Pilzen (Seite 94)	A
𝓔 – Spargelzweierlei mit Eiersauce (Seite 94)	A
𝓔 – Gekochte Eier mit grüner Sauce (Seite 95)	A
𝒦 – Puffreis mit Pflaumen (Seite 113)	AB
𝒦 – Müsli aus vorgekeimtem Getreide (Seite 114)	AB
𝒦 – Röstflocken mit süßen Früchten (Seite 114)	AB
𝓔 – Gebackener Schafskäse mit Karottenrohkost (Seite 115)	AB
𝓝 – Heißer Obstsalat mit Erdnüssen (Seite 116)	AB
𝓝 – Blattspinat mit Knoblauchcreme (Seite 117)	AB
𝒦 – Sprossensalat (Seite 118)	AB
𝒦 – Kräftige Kartoffelsuppe (Seite 119)	AB
𝒦 – Kirschen-Kaltschale (Seite 120)	AB
𝓝 – Exotischer Früchte-Drink (Seite 120)	AB
𝓔 – Mandelpudding (Seite 121)	AB
𝓔 – Zucchinipüfferchen mit Käse (Seite 122)	AB
𝓔 – Kohlrabigemüse mit Putenbrust (Seite 122)	AB
𝓔 – Sojarührei mit Knoblauch und Basilikum (Seite 123)	AB
𝒦 – Bunter Kartoffeltopf (Seite 123)	AB
𝓔 – Auflauf von Chinakohl (Seite 124)	AB
𝓔 – Gratiniertes Rotbarschfilet in Senfrahm (Seite 125)	AB
𝒦 – Spaghetti mit Spinatsauce (Seite 126)	AB

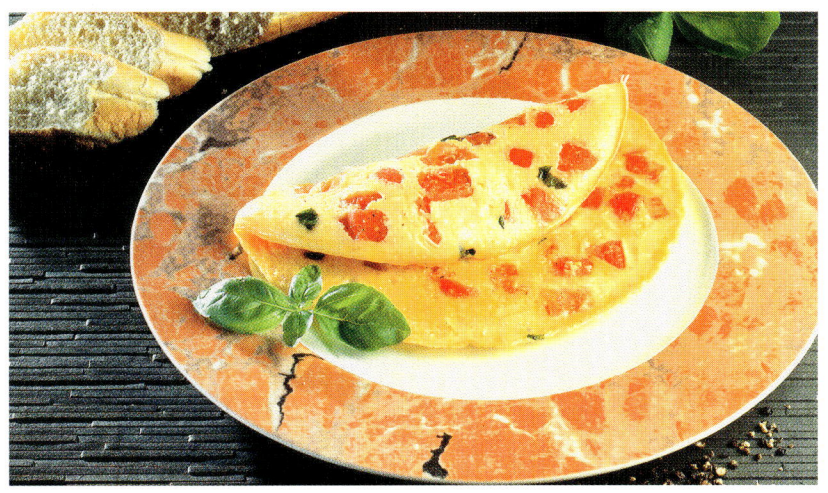

Die besten Rezepte für Blutgruppe AB

Fit in den Tag mit dem richtigen Frühstück

⚡ Puffreis mit Pflaumen

Zubereitungszeit: 5 Minuten

Zutaten

1 Tasse Puffreis, 4 ungeschwefelte Dörrpflaumen, 2 EL Pinienkerne, 1 EL zerbröckelter Feta (Schafskäse), etwas Ziegenmilch

➤ Puffreis mit Pflaumen, Pinienkernen und Feta mischen, Ziegenmilch nach Geschmack zugeben.

🍴 Mit kleinen Abwandlungen auch für alle anderen Blutgruppen geeignet: Bluttyp 0 sollte die Ziegenmilch durch Sojamilch, Bluttyp B die Pinienkerne durch Mandelsplitter ersetzen.

Die Frühstückszutaten sind jeweils für eine Portion angegeben

✗ Müsli aus vorgekeimtem Getreide

Zubereitungszeit: 5 Minuten

Zutaten

1 Tasse Müsli aus vorgekeimtem Getreide (Fertigprodukt), 1 Tasse Joghurt, 1 Tasse kernlose Weintrauben, 4 EL Walnusshälften, Salz, Honig

➤ Alle Müslizutaten mischen, mit Salz und Honig abschmecken.

🍴 Auch für alle anderen Blutgruppen geeignet. Bluttyp 0 sollte aber den Joghurt durch Sojaquark plus Sojamilch ersetzen und jodiertes Salz verwenden.

✗ Röstflocken mit süßen Früchten

Zubereitungszeit: 10–15 Minuten

Zutaten

1 EL Butterschmalz, 1 Tasse kernige Haferflocken, 1 EL Zucker, 1 Tasse Obst aus empfohlenen Sorten (z. B. Kirschen, Preiselbeeren, Loganbeeren, Ananas, Zwetschgen oder frische Feigen), 1 EL Zitronensaft, 2 EL Ahornsirup, 1 Tasse Kefir

➤ Das Butterschmalz in einer Pfanne zerlassen und die Haferflocken darin unter ständigem Rühren goldgelb rösten. Mit Zucker bestreuen und kurz umrühren. Das Obst klein schneiden, in einer Schale mit Zitronensaft, Ahornsirup und Kefir mischen. Mit Röstflocken bestreuen.

🍴 Auch für Bluttyp A und B geeignet.

ε Gebackener Schafskäse mit Karottenrohkost
Zubereitungszeit: 10 Minuten

Zutaten
1 EL Butterschmalz, 100 g Feta (Schafskäse) am Stück, 1 Tasse fein geras-pelte Karotten, 1 EL Schnittlauchröllchen, 1 TL Zitronensaft, 1 EL Lein-samenöl, Meersalz, Piment, 1/2 TL Sojasauce

► Das Butterschmalz in einer beschichteten Pfanne erhitzen und den Käse darin von beiden Seiten etwa 3 Minuten bei sanfter Hitze braten. Karotten mit Schnittlauch, Zitronensaft und Öl mischen, mit Salz und Piment abschmecken. Karottenrohkost auf einem Teller anrichten, den Schafskäse dazugeben, mit So-jasauce beträufeln.

🍴 Auch für alle anderen Blutgruppen geeignet.

Das gilt bei Blutgruppe AB bei allen Spei-sen: Verwenden Sie möglichst das natriumär-mere Meersalz anstelle von Speisesalz

✗ Knäckebrot mit Erdnussbutter und Stachelbeermarmelade
Zubereitungszeit: 10 Minuten

Zutaten
2 Scheiben Knäckebrot, 2 EL Erdnussbutter, 2 TL Stachelbeermarmelade, 2 EL zerbröckelter Schafs- oder Ziegenkäse

► Knäckebrot mit Erdnussbutter bestreichen, Kleckse von Stachel-beermarmelade darauf setzen und mit Schafskäse bestreuen.

🍴 Auch für Blutgruppe A geeignet.

𝓝 Heißer Obstsalat mit Erdnüssen
Zubereitungszeit: 5 Minuten

Zutaten

1 EL Butterschmalz, 1 EL Honig, 1 TL Zitronensaft, Apfel-, Grapefruit- und Ananasstückchen, 2 – 3 EL Erdnüsse

Erdnüsse sind eigentlich keine Nüsse, sondern unter der Erde wachsende Hülsenfrüchte

➤ Butterschmalz erhitzen, Honig und Zitronensaft einrühren, Apfelstücke darin glasig dünsten. Dann die Grapefruit- und Ananasstücke zugeben, kurz erhitzen. Mit Erdnüssen bestreuen.

(𝕐) Auch für alle anderen Blutgruppen geeignet. Bluttyp 0 und B sollten die Erdnüsse aber durch Walnüsse oder Mandeln ersetzen.

Die besten Getränke

➤ Wasser mit Zitronensaft; Bohnenkaffee mit und ohne Koffein; Grüner Tee
➤ Kräutertees aus Alfalfa, Erdbeerblatt, Ginseng, Großer Klette, Hagebutte, Ingwer, Kamille, Sonnenhut oder Weißdorn
➤ Säfte aus Süßkirschen, Papaya, Preiselbeeren und Weintrauben sowie aus Karotten, Sellerie, Rot- oder Weißkohl

Köstliches für den kleinen Hunger zwischendurch

Zwischenmahlzeiten und Hauptgerichte sind jeweils für vier Personen berechnet

𝓝 Frische Tomatencremesuppe
Zubereitungszeit: 25 Minuten

Zutaten

8 mittelgroße Tomaten, 2 EL fein gehackte Zwiebeln, 2 Tassen Schmand, 1 Tasse Basilikumblätter, Salz, Piment

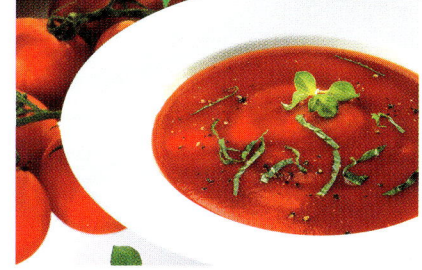

➤ Die Tomaten waschen und im Mixer pürieren. Die dünnflüssige Masse mit den Zwiebeln in einem Topf zum Kochen bringen, dann von der Kochstelle nehmen.

➤ Vom Schmand 4 Esslöffel zurückbehalten, restlichen Schmand und fein geschnittenes Basilikum (4 ganze Blättchen aufheben) sofort unter die heiße Tomatenmasse rühren. Mit Salz und Piment abschmecken. Die Suppe in große Tassen füllen, mit einem Klacks Schmand und je einem Basilikumblättchen anrichten.

Tipp: Die Tomatencremesuppe schmeckt auch kalt.

🍴 Mit Sojaquark oder -creme statt Schmand auch für Blutgruppe 0 geeignet.

𝑛 Blattspinat mit Knoblauchcreme
Zubereitungszeit: 35 Minuten

Zutaten
500 g junger Blattspinat, 1 Zwiebel, gehackt, 1 Knoblauchzehe, geschält und gehackt, Olivenöl, etwas frisch geraspelte Ingwerknolle, 1 TL Currypulver, Piment, Leichte Knoblauchcreme (Rezept Seite 76), geröstete Mandeln zum Garnieren

Den aus Südostasien stammenden Ingwer gibt es als ganze Wurzel, in Scheiben oder gemahlen im Handel

➤ Den Spinat putzen, waschen und abtropfen lassen. Zwiebel- und Knoblauchstückchen in heißem Olivenöl im Wok oder in einer hochwandigen Pfanne glasig braten. Ingwer, Curry und etwas Piment zufügen und bei mittlerer Hitze anrösten.

➤ Die Spinatblätter dazugeben und mit der Zwiebel-Gewürz-Mischung vermengen. Den Wok bzw. die Pfanne mit einem Deckel verschließen und den Spinat in wenigen Minuten zusammenfallen lassen.

➤ Den Spinat auf einer vorgewärmten Platte anrichten, in die Mitte die Knoblauchcreme geben. Nach Belieben mit etwas Curry und gerösteten Mandeln bestreuen.

🍴 Auch für alle anderen Blutgruppen geeignet.

🏃 Sprossensalat
Zubereitungszeit: 10 Minuten

Zutaten

1 Zucchini, 3 Karotten, 2 gekochte Kartoffeln, 1 Staudensellerie, 1 Fenchelknolle, je 2 Tassen Alfalfasprossen, Bambussprossen und Mungbohnensprossen, Salatsauce nach Wahl (Rezepte Seite 75/76), Petersilie

➤ Die gewaschene Zucchini vom Stielansatz befreien und fein raspeln, Karotten schälen und ebenfalls fein raspeln. Kartoffeln in Würfel schneiden, Sellerie und Fenchel in Scheiben schneiden. Alles vermischen und die Sprossen unterheben. Mit Salatsauce vermengen und mit fein gehackter Petersilie bestreuen.

🍴 Mit Sprossen aus den jeweils bekömmlichen Kategorien auch für alle anderen Blutgruppen geeignet.

🏃 Wildreis mit Zuckerschoten
Zubereitungszeit: 35 Minuten

Zutaten

800 g Zuckerschoten, 4 EL Butterschmalz, 1 Prise Zucker, 2 Tassen Langkorn-Wildreismischung, 1 Zwiebel, fein gehackt, frische Kräuter (Petersilie, Basilikum, Kerbel oder Kresse)

➤ Die Zuckerschoten putzen, eventuell die Fäden abziehen, waschen. Tropfnass in einen Topf mit 2 EL Butterschmalz und

einer Prise Zucker geben. 15 – 20 Minuten bei gut geschlossenem Deckel weich dünsten.

➤ Reis nach Packungsaufschrift zubereiten. Zwiebeln im restlichen Butterschmalz glasig dünsten, Kräuter dazugeben und
kurz anziehen lassen. Unter den gekochten Reis mischen.

🍴 Auch für die Blutgruppen 0 und A geeignet.

🏃 Kräftige Kartoffelsuppe
Zubereitungszeit: 35 Minuten

Zutaten
*400 g mehlig kochende Kartoffeln, 1 Tasse Brunnenkresse, 2 Schalotten,
fein gehackt, 2 EL Butterschmalz, Salz, Piment, 4 Tassen Gemüsebrühe
(selbst gemacht oder aus Extrakt)*

➤ Die Kartoffeln schälen und in Würfel schneiden. Die Blätter
von der Brunnenkresse zupfen, dabei einige Krönchen beiseite
legen. Die restlichen Blätter grob hacken.

➤ Schalotten im heißen Butterschmalz anschwitzen, Kartoffeln
und die Hälfte der Kresse zufügen, anbraten, mit Salz und Piment würzen. Die Gemüsebrühe aufgießen und 20 Minuten kochen lassen. Die restliche Kresse dazugeben und in 5 Minuten
fertig kochen.

➤ Die Suppe mit dem Stabmixer pürieren und mit den zurück-
behaltenen Kresseblättchen garnieren.

🍴 Auch für Blutgruppe B geeignet.

𝒦 Kirschen-Kaltschale

Zubereitungszeit: 5 – 10 Minuten

Zutaten

500 g Herzkirschen, entsteint, 2 EL Ahornsirup, Johannisbrotkern-mehl/Karob (Menge nach Packungsanweisung), $^1/_2$ l Wasser, 3 TL Zitro-nensaft, 4 EL Hafer-, Reis- oder Weizenflocken

➤ Die Kirschen zusammen mit dem Ahornsirup, dem Johannis-brotkernmehl und dem Wasser pürieren. Mit Zitronensaft ab-schmecken und kalt stellen. Mit Getreideflocken nach Ge-schmack bestreuen.

Tipp: Die Kaltschale schmeckt auch köstlich mit entkernten roten Weintrauben oder Himbeeren.

🍴 Ohne Weizenflocken auch für Blutgruppe A und B geeignet.

𝓃 Exotischer Früchte-Drink

Zubereitungszeit: 5 Minuten

Zutaten

1 Tasse Ananas- und Melonenstücke, 2 Tassen Papayasaft, 1 Tasse Soja-milch, Johannisbrotkernmehl/Karob (Menge nach Packungsanweisung), 1 TL Zitronensaft, 4 Scheiben unbehandelte Zitrone

➤ Die Früchte mit den übrigen Zutaten bis auf die Zitronen-scheiben im Mixer pürieren, in Gläser füllen und mit je einer Zitronenscheibe am Rand dekorieren.

🍴 Auch für Blutgruppe 0 und B geeignet.

ℰ Mandelpudding
Zubereitungszeit: 5 Minuten

Zutaten

1 l Magermilch, 2 TL Agar-Agar, 200 g Mandelblättchen, 4 EL Vanille-zucker, abgeriebene Schale von 1 unbehandelten Zitrone

➤ Alle Zutaten verrühren, kurz aufkochen und 3 Minuten köcheln lassen. In Portionsförmchen füllen und erkalten lassen.

🍴 Auch für Blutgruppe A (mit Sojamilch statt Magermilch) und Bluttyp B geeignet.

Agar-Agar wird aus Algen gewonnen. Die »japanische Gelatine« löst sich nur in kochendem Wasser auf

Leckeres und Gesundes zur Hauptmahlzeit

ℰ Tomatengemüse mit Lammfilet
Zubereitungszeit: 25 Minuten

Zutaten

750 g Fleischtomaten, 5 EL Olivenöl, Salz, Piment, 1 EL Balsamico- oder Rotweinessig, 4 Lammfilets (je etwa 2,5 cm dick), 1 Hand voll Rucola (Rauke)

➤ Die Tomaten blanchieren, häuten und achteln. In 3 EL heißem Olivenöl bei mittlerer Hitze 8 Minuten dünsten. Mit Salz und Piment würzen, gleichmäßig mit Essig beträufeln.
➤ Die Lammfilets waschen, trockentupfen und leicht salzen. In einer zweite Pfanne im restlichen Olivenöl von jeder Seite etwa 4 Minuten braten.
➤ Rucola abbrausen, große Blätter klein schneiden. Nach Ende der Garzeit in die Tomaten streuen. Zusammen mit den Lammfilets anrichten.

🍴 Mit Zitronensaft statt Essig auch für Blutgruppe 0 geeignet.

ℰ Zucchinipüfferchen mit Käse
Zubereitungszeit: 40 Minuten

Zutaten
6 kleine Zucchini (etwa 800 g), Salz, 4 Eier, 1 Tasse frische Petersilie, 4 Knoblauchzehen, geschält und gehackt, 6 – 8 EL Johannisbrotkern-mehl/Karob, ½ Päckchen Weinstein-Backpulver, 200 g frisch geriebener Emmentaler, Butterschmalz oder Olivenöl

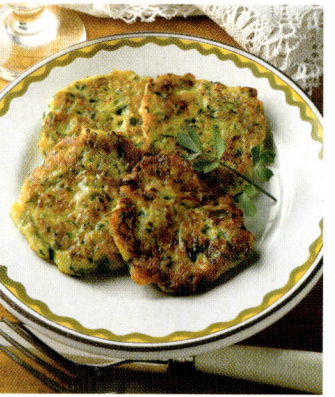

➤ Die Zucchini waschen und grob raspeln, salzen und mit den verquirlten Eiern mischen. Gehackte Petersilie, Knoblauch, gesiebtes Karob, Backpulver und Käse mit der Zucchinimasse vermengen.

➤ Mit einem Löffel kleine Häufchen abstechen, in eine Pfanne mit heißem Butterschmalz oder Olivenöl setzen und flach drücken. Die Püfferchen auf beiden Seiten knusprig braun braten.

🍴 Auch für Blutgruppe B geeignet.

ℰ Kohlrabigemüse mit Putenbrust
Zubereitungszeit: 35 Minuten

Zutaten
6 junge Kohlrabi mit frischem Grün, Salz, 1 EL Johannisbrotkernmehl/Ka-rob, 5 EL Butterschmalz, frisch geriebene Muskatnuss, 500 g Putenbrust-filet, Piment

➤ Die Kohlrabi in bleistiftdicke Stifte, die jungen Kohlrabiblätter in Streifen schneiden. Kohlrabi in zwei Tassen Salzwasser zuge-deckt in etwa 15 Minuten bei mittlerer Hitze gar kochen. Das Grün erst vor Ende der Garzeit hinzufügen.

➤ In der Zwischenzeit das Johannisbrotkernmehl mit 2 EL hand-warmem Butterschmalz gründlich verkneten. Den Butterkloß in kleinen Stücken an das Gemüse geben und aufkochen lassen. Mit Muskat abschmecken.

➤ Die Putenbrust im restlichen Butterschmalz rundherum braun anbraten, mit Salz und Piment würzen, auf jeder Seite etwa 4 Minuten weiterbraten. Aus der Pfanne nehmen, schräg in dicke Scheiben schneiden und mit dem Kohlrabigemüse anrichten.

Auch für alle anderen Blutgruppen geeignet; Bluttyp 0 sollte aber kein Muskat verwenden.

Sojarührei mit Knoblauch und Basilikum
Zubereitungszeit: 15 Minuten

Zutaten
2 Tassen Basilikumblätter, 2 Knoblauchzehen, geschält und fein gehackt, 1 Zwiebel, fein gehackt, 6 Eier, 50 g Sojacreme, Salz, Piment, 3 EL Olivenöl

➤ Von den Basilikumblättern einige für die Garnitur beiseite legen, die restlichen Blätter klein schneiden, mit Knoblauch, Zwiebeln, den Eiern und der Sojacreme gut verrühren. Mit Salz und Piment würzen.

➤ Im heißen Öl bei mittlerer Hitze unter Rühren stocken lassen. Auf Teller verteilen und mit Basilikumblättchen garnieren.

Auch für alle anderen Blutgruppen geeignet.

Bunter Kartoffeltopf
Zubereitungszeit: 40 Minuten

Zutaten
750 g fest kochende Kartoffeln, 1 kleine Sellerieknolle, 1 Stange Lauch/Porree, 2 Karotten, 1 l Gemüsebrühe (aus Extrakt), Majoran, 1/2 Lorbeerblatt, Salz, 1 EL Butterschmalz, 1 EL gehackte Petersilie

➤ Kartoffeln und Gemüse schälen, in kleine Stücke schneiden. In einen Topf geben, die Gemüsebrühe zugießen, Majoran, Lorbeer und Salz zufügen und zugedeckt 10 Minuten kochen lassen. Die Kartoffeln sollen die Brühe ganz aufgesogen haben und gerade zu zerfallen beginnen.

➤ Vor dem Servieren mit zerlassenem Butterschmalz und Petersilie mischen.

🍽 Auch für Blutgruppe B geeignet.

ℰ Auflauf von Chinakohl und gerösteten Pistazien
Zubereitungszeit: 60 Minuten

Zutaten
800 g Chinakohl, 3 EL Olivenöl, Salz, Piment, 500 g Sojaquark (Tofu), 1 Tasse Sojacreme, 3 Eier, frisch geriebene Muskatnuss, Fett für die Form, 1 Tasse geröstete Pistazienkerne, 1 Tasse frisch geriebener Käse (Gouda, Emmentaler, Ziegen- oder Schafskäse)

➤ Chinakohl in Streifen schneiden, im heißen Öl kurz anschwitzen und mit Salz und Piment würzen. Den Backofen auf 200 °C vorheizen.

➤ Sojaquark und -creme mit den Eigelben verrühren und mit Salz, Piment und Muskat würzen. Die Eiweiße mit einer Prise Salz steif schlagen und locker unter die Masse heben. In eine ausgefettete Auflaufform die Hälfte der Quarkmasse füllen, mit Chinakohl bedecken und mit den gehackten Pistazien bestreuen. Den Rest der Quarkmasse darauf verteilen und den geriebenen Käse darüber streuen.

➤ Im Backofen in 25 – 30 Minuten goldbraun backen. Sofort servieren, damit der Auflauf nicht zusammenfällt.

🍽 Mit gerösteten Mandelsplittern anstelle von Pistazien auch für Blutgruppe B geeignet.

ε Gratiniertes Rotbarschfilet in Senfrahm

Zubereitungszeit: 30 Minuten

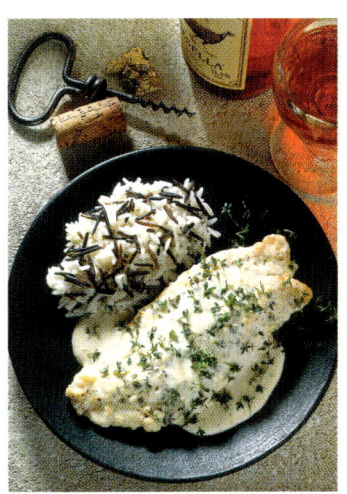

Zutaten

600 g Rotbarschfilet, Zitronensaft, Salz, Piment, Butter-schmalz für die Form, 150 g Crème fraîche, 2 EL mittel-scharfer Senf, 1 Tasse Fischfond (aus dem Glas), 1 TL Jo-hannisbrotkernmehl/Karob, 1 Tasse Brunnenkresse

➤ Fisch waschen, trockentupfen und in 4 Portionen teilen. Mit Zitronensaft beträufeln, mit Salz und Piment würzen. Die Fischstücke nebeneinander in eine gefettete Auflaufform legen. Den Back-ofen auf 200 °C vorheizen.

➤ Crème fraîche mit Senf, Fischfond und Karob verrühren, aufko-chen und kurz köcheln lassen. Mit Salz, Piment und Zitronensaft würzen. Die Hälfte der Brunnenkresse an die Sauce geben.

➤ Die Sauce über dem Fisch verteilen. Die Auflaufform in die Mitte des Backofens stellen und den Fisch 20 Minuten garen. Die Form aus dem Ofen nehmen, die restlichen Kresseblätt-chen über dem Fisch verteilen.

🍴 Auch für alle anderen Blutgruppen geeignet; Bluttyp 0 ersetzt die Crème fraîche allerdings durch Sojacreme.

ε Zünftiger Fischtopf

Zubereitungszeit: 50 Minuten

Zutaten

800 g Kabeljau oder Goldbarsch oder frische Fischreste, Zitronensaft, 2 Ge-müsezwiebeln, 4 Karotten, 1 große Sellerieknolle, 4 Stangen Lauch/Porree, 2 Fenchelknollen, 3 Tomaten, 4 TL Butterschmalz, 3 Tassen Weißwein, Ge-müsebrühe (aus Extrakt), 3 Knoblauchzehen, geschält und durchgepresst, 2 EL Thymian, 4 EL Sojacreme, 4 EL fein gehackte Petersilie

➤ Fisch säubern, abtrocknen und mit Zitronensaft beträufeln. Zwiebeln, Gemüse und Tomaten schälen bzw. putzen und zerkleinern. Die Zwiebelstücke im heißen Butterschmalz glasig dünsten. Das Gemüse und die Tomaten zufügen und kurz mit anschwitzen.

➤ Den Fisch in kleine Stücke zerteilen und zum Gemüse geben. Den Wein zugießen und mit so viel Gemüsebrühe auffüllen, dass das Gemüse einen Fingerbreit mit Flüssigkeit bedeckt ist.

➤ Knoblauch und Thymian zugeben, umrühren und zum Kochen bringen. Bei mittlerer Hitze 40–50 Minuten garen. Sojacreme unterrühren und mit Petersilie bestreut anrichten.

🍴 Auch für Blutgruppe 0 geeignet.

⚔ Spaghetti mit Spinatsauce
Zubereitungszeit: 25 Minuten

Zutaten
1 Zwiebel, gehackt, 2 EL Olivenöl, 300 g Tiefkühlspinat, $^1/_4$ l Gemüsebrühe (aus Extrakt), Salz, Piment, 1 TL Oregano, 200 g Feta (Schafskäse), 2 EL Pinienkerne, frisch geriebene Muskatnuss, 500 g Spaghetti

Muskatnuss reibt man am besten hauchzart direkt in die Speise

➤ Die Zwiebeln im heißen Öl glasig dünsten. Spinat und Gemüsebrühe zugeben und 15 Minuten köcheln lassen. Mit Salz, Piment und Oregano würzen. Zerbröckelten Schafskäse untermischen und 5 Minuten weiterköcheln. Die Pinienkerne einstreuen, Muskat darüber reiben und nochmals abschmecken.

➤ Die Spaghetti in reichlich Salzwasser bissfest kochen und abgießen. Auf Teller verteilen und in die Mitte einen Klacks Spinatsauce geben.

🍴 Ohne Pinienkerne auch für Blutgruppe B geeignet.

AUCH DAS KÖNNTE IHNEN SCHMECKEN

Rezepte	Blutgruppe
𝒦 – Sojaschnitte mit Meerrettichcreme (Seite 56)	0
𝒦 – Hirsetoast mit frischen Kräutern (Seite 58)	0
𝓔 – Fischfrikadelle mit Bambussprossen (Seite 58)	0
𝓝 – Leichte Gemüsebrühe (Seite 62)	0
𝓔 – Gratinierte Kräutertomaten (Seite 63)	0
𝓔 – Flambiertes Himbeeromelett (Seite 63)	0
𝓝 – Aprikosensülzchen mit Kiwisauce (Seite 64)	0
𝓔 – Brokkoli mit Kabeljau (Seite 70)	0
𝓝 – Chicoréegratin mit Mozzarella (Seite 70)	0
𝓔 – Makrelenfilets mit Zwiebelcreme (Seite 71)	0
𝒦 – Dinkelspaghetti mit Zucchini und Tomaten (Seite 74)	0
𝓔 – Eierküchlein mit Ingwer-Nuss-Marmelade (Seite 78)	A
𝒦 – Kräuterbutteraufstrich (Seite 79)	A
𝒦 – Frühstücksflocken mit Feigencreme (Seite 80)	A
𝒦 – Reiswaffeln mit Obstsalat (Seite 81)	A
𝓔 – Fischcocktail mit Gartenkresse (Seite 82)	A
𝓝 – Würzige Steckrübensuppe (Seite 83)	A
𝓔 – Forellen-Cremesuppe (Seite 84)	A
𝓝 – »Eisbeer«-Joghurt (Seite 86)	A
𝓝 – Mandelmilch mit Schokolade (Seite 86)	A
𝓝 – Ricottacreme mit Holunderbeeren (Seite 87)	A
𝓔 – Lauchgratin mit Äpfeln (Seite 88)	A
𝓔 – Zucchini-Frittata mit Sonnenblumenkernen (Seite 89)	A
𝓝 – Karotten süß-sauer auf Blattspinat (Seite 90)	A
𝓝 – Kerniger Kohlrabiauflauf (Seite 91)	A
𝓝 – Zuckerschoten und Spargel im Wok (Seite 91)	A
𝓔 – Lachsforelle mit Chicoréesalat (Seite 92)	A
𝓔 – Renke vom Rost mit Gurkensalat (Seite 93)	A
𝒦 – Sprossenrisotto mit Pilzen (Seite 94)	A
𝓔 – Spargelzweierlei mit Eiersauce (Seite 94)	A
𝓔 – Gekochte Eier mit grüner Sauce (Seite 95)	A
𝓔 – Weinbergschnecken in Kräuterbutter (Seite 95)	A
𝒦 – Reisflocken mit Ananascreme (Seite 97)	B
𝒦 – Haferbrot mit Pflaumenmus (Seite 98)	B
𝒦 – Hirse mit Weintrauben (Seite 98)	B
𝓝 – Essener Brot mit Gurkenquark (Seite 98)	B
𝓝 – Krautsalat rot-weiß (Seite 100)	B
𝓝 – Mangoldgemüse mit Balsamico-Essig (Seite 101)	B
𝓝 – Lauchcremesuppe (Seite 104)	B
𝓝 – Rosenkohlsuppe mit Thymian (Seite 105)	B
𝓔 – Seehechtkoteletts mit Chinakohl (Seite 106)	B
𝓔 – Kaninchenrücken mit Basilikumsauce (Seite 108)	B
𝒦 – Paprikapizza (Seite 109)	B
𝓔 – Mascarpone-Soufflé mit warmen Birnen (Seite 110)	B

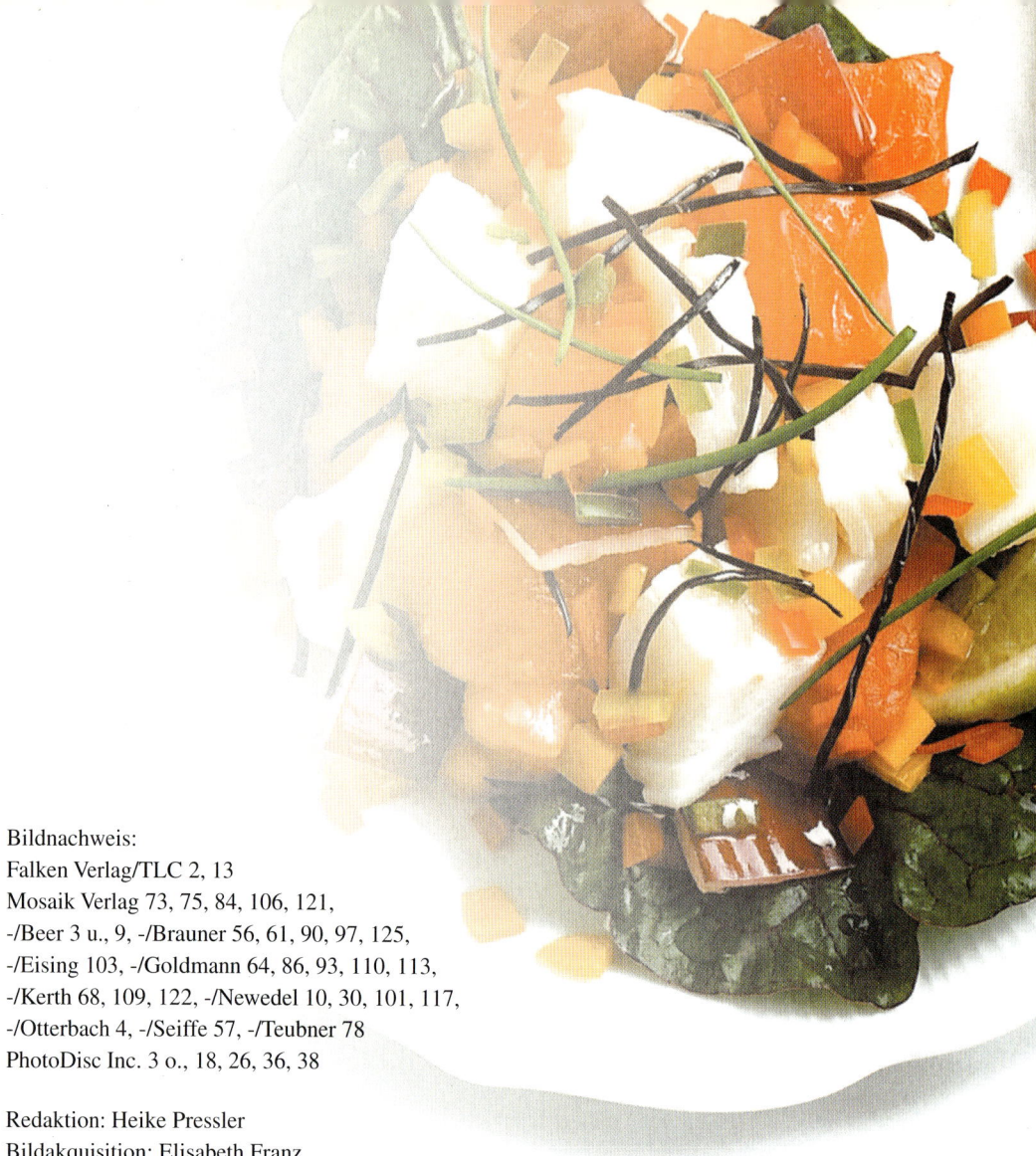

Bildnachweis:
Falken Verlag/TLC 2, 13
Mosaik Verlag 73, 75, 84, 106, 121,
-/Beer 3 u., 9, -/Brauner 56, 61, 90, 97, 125,
-/Eising 103, -/Goldmann 64, 86, 93, 110, 113,
-/Kerth 68, 109, 122, -/Newedel 10, 30, 101, 117,
-/Otterbach 4, -/Seiffe 57, -/Teubner 78
PhotoDisc Inc. 3 o., 18, 26, 36, 38

Redaktion: Heike Pressler
Bildakquisition: Elisabeth Franz
Einbandgestaltung: Heinz Kraxenberger
Einbandfotos: Bildarchiv Kraxenberger

© 2001 Mosaik Verlag München
in der Verlagsgruppe Bertelsmann GmbH / 5 4 3 2 1
Satz: Buch-Werkstatt GmbH, Bad Aibling
Druck: Alcione, Trento
Bindung: Ecoprint, Lavis-Trento
Printed in Italy
ISBN 3-576-11511-0